Schattauer

Jens Winkler

Suchttherapie inside

Erfahrungswissen für junge Therapeutinnen und Therapeuten

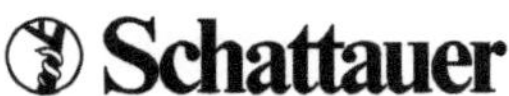

Jens Winkler
Weiherstr. 5
8280 Kreuzlingen
Schweiz
jens-winkler@outlook.com

Besonderer Hinweis:
Die Medizin unterliegt einem fortwährenden Entwicklungsprozess, sodass alle Angaben, insbesondere zu diagnostischen und therapeutischen Verfahren, immer nur dem Wissensstand zum Zeitpunkt der Drucklegung des Buches entsprechen können. Hinsichtlich der angegebenen Empfehlungen zur Therapie und der Auswahl sowie Dosierung von Medikamenten wurde die größtmögliche Sorgfalt beachtet. Gleichwohl werden die Benutzer aufgefordert, die Beipackzettel und Fachinformationen der Hersteller zur Kontrolle heranzuziehen und im Zweifelsfall einen Spezialisten zu konsultieren. Fragliche Unstimmigkeiten sollten bitte im allgemeinen Interesse dem Verlag mitgeteilt werden. Der Benutzer selbst bleibt verantwortlich für jede diagnostische oder therapeutische Applikation, Medikation und Dosierung.
In diesem Buch sind eingetragene Warenzeichen (geschützte Warennamen) nicht besonders kenntlich gemacht. Es kann also aus dem Fehlen eines entsprechenden Hinweises nicht geschlossen werden, dass es sich um einen freien Warennamen handelt.

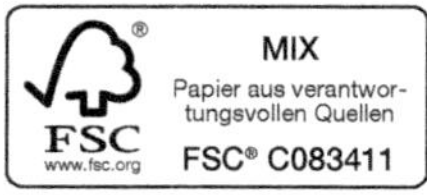

Schattauer
www.schattauer.de

Cover: Jutta Herden, Stuttgart
unter Verwendung einer Abbildung von shutterstock/peampath2812
Gesetzt von Eberl & Koesel Studio, Altusried-Krugzell
Gedruckt und gebunden von CPI – Clausen & Bosse, Leck
Lektorat: Marion Drachsel
Projektmanagement: Dr. Nadja Urbani
ISBN 978-3-608-40085-4
E-Book ISBN 978-3-608-11887-2
PDF-E-Book ISBN 978-3-608-20572-5

Bibliografische Information der Deutschen Nationalbibliothek
Die Deutsche Nationalbibliothek verzeichnet diese Publikation in der Deutschen Nationalbibliografie; detaillierte bibliografische Daten sind im Internet über http://dnb.d-nb.de abrufbar.

Inhalt

1 Einleitung

> »Jahrzehntelange Forschung zeigt, dass die Grundlage von Psychotherapie ein interpersonaler Prozess ist, in dem die therapeutische Beziehung der zentrale Wirkfaktor ist. Praktizierende müssen sich vor Augen führen, dass dies das Fundament unserer Bemühungen ist, anderen zu helfen. Die Verbesserung der Qualität von Psychotherapie wird wohl am besten erreicht, indem wir unsere Fähigkeit, uns auf Klienten zu beziehen, verbessern und unsere Therapien den individuellen Besonderheiten unserer Klienten anpassen.«
>
> *(Lambert & Barley 2001, S. 357)*[1]

Die Arbeit in der Suchttherapie ist sehr anspruchsvoll. Sie bietet einige Besonderheiten, Herausforderungen und Fallstricke für den jungen Therapeuten[2]. Diese zu kennen, kann den Start wesentlich erleichtern. Als ich angefangen habe, im Suchtbereich zu arbeiten, wäre ich über die folgenden Informationen froh gewesen, denn sie hätten mir möglicherweise einige ungute Gefühle, Zweifel und Unsicherheiten erspart. Alle Ausführungen spiegeln meine subjektiven Erfahrungen, Beobachtungen und Haltungen wider und treffen sicherlich nicht auf alle Pa-

1 Übersetzt aus dem Englischen durch den Verfasser.

2 Aus Gründen der besseren Lesbarkeit wurde im Text die männliche Form gewählt. Selbstverständlich beziehen sich die Angaben jeweils auf alle Geschlechter.

tienten, Therapeuten und Settings gleichermaßen zu. Sie sollen innerlich auf die Arbeit vorbereiten und als Orientierungshilfe für die Therapie dienen. Ziel ist es, Vorurteile abzubauen, Berührungsängste zu lindern, schwierige Situationen und Gefühle einordnen zu können und letztendlich die Kompetenz und Freude in der Arbeit zu vergrößern. Im Fokus stehen die Fallstricke und Chancen der therapeutischen Beziehungsgestaltung in der stationären Therapie von Menschen mit Alkoholabhängigkeitserkrankungen. Meine Ausführungen lassen sich jedoch auch auf andere Substanzabhängigkeiten übertragen. Mich bewegt dabei im Kern, wie eine unbefangene und positiv zugewandte therapeutische Beziehung möglich ist. Letztendlich muss jeder Therapeut eine Haltung entwickeln, die der eigenen Person entspricht und den Anforderungen der Therapie gerecht werden kann.

In Bezug auf die Behandlung von Suchterkrankungen gibt es eine große Auswahl an Literatur. Die verhaltenstherapeutisch ausgerichteten Manuale benennen strukturiert wichtige Inhalte der Therapien und geben diesbezüglich eine gute Orientierung, z.B. das »Therapieprogramm zur integrierten qualifizierten Akutbehandlung bei Alkohol- und Medikamentenproblemen« (TIQAAM; Lippert 2020) oder »Rückfallprävention mit Alkoholabhängigen: das strukturierte Trainingsprogramm S.T.A.R.« (Körkel & Schindler 2003). Hinsichtlich der spezifischen Schwierigkeiten und Herausforderungen innerhalb der Therapien fühlte ich mich jedoch nur ungenügend vorbereitet: Wie gehe ich mit schwierigen Gefühlen um, wie mit Lügen, Abwertungen und Abwehr oder mit schwierigen Dynamiken in der Gruppentherapie? Die tiefenpsychologisch-analytischen Abhandlungen boten hingegen sehr scharfsinnige und interessante Einblicke in die mögliche Psychodynamik der Sucht (z.B. Ebi 2000; Rost 2009; Voigtel 1996). Sie verstärkten bei mir mit einer pathologisierenden und intellektuellen Sprache jedoch tendenziell eine

Distanz und ein Misstrauen in Bezug auf die Klienten. Manches wirkte auf mich wie eine Abrechnung mit einer oft schwierigen Klientel.

Wonach ich suchte, war eine Orientierung für eine positive und zugewandte Beziehungsgestaltung. Ich hoffe, dass die vorliegenden Informationen diesen Zweck beim Lesen erfüllt. Sie sind ein Erfahrungsbericht aus tiefenpsychologisch-humanistischer Perspektive. Ich gebe dabei bewusst keine »How to«-Formeln für die Psychotherapie. Wir können meiner Meinung nach am nachhaltigsten durch unsere eigene klare Haltung wirken. Ich möchte mit diesem Buch dazu anregen, die eigenen Haltungen zu hinterfragen, zu erweitern und zu festigen und damit mehr Sicherheit in der Behandlung zu ermöglichen.

»Ich kann mir vorstellen, mit allen möglichen Störungsbildern zu arbeiten. Nur nicht in der Sucht.« Diesen Satz habe ich häufig von jungen Berufskollegen gehört, bevor ich in einer Klinik für die »Behandlung von Alkoholerkrankungen« anfing zu arbeiten. Ein Kollege bezeichnete die Suchttherapie als »kleine Schwester der Psychotherapie«. Ich selbst habe auch so gedacht. Das gehörte irgendwie dazu. Aber warum eigentlich? Ist die Behandlung so unterschiedlich oder sind die Anforderungen an den Therapeuten so anders? Wird sie mir die Freude an der therapeutischen Arbeit nehmen? Ein Therapeut hat mir einmal gesagt, er habe aufgehört, in der Suchtbehandlung zu arbeiten, da er *»nicht professionell misstrauisch«* werden wolle. Ist das so? Werde ich das auch?

Eigentlich ist der erste Satz inhaltlich falsch. Wir arbeiten nämlich nicht mit Störungsbildern und auch nicht in der Sucht, sondern mit Menschen. Das mag nach Wortklauberei klingen, ist jedoch für unsere Haltung wichtig. Andererseits basiert diese Aussage auf Vorurteilen. Die Stigmatisierung von Sucht und Alkoholabhängigkeit ist nicht nur in der »Gesellschaft« verbreitet, sondern auch unter Therapeuten. Anfänglich sagte ich noch:

»Ich arbeite mit Alkis«, obwohl das in meinen Ohren nicht gerade »schick« klang, denn bei »Alki« schwingt etwas Abfälliges mit. Allerdings klingen alle Bezeichnungen aus der Alkoholtherapie nicht gerade sexy: trockener Alkoholiker, Abstinenz, Rückfälle, (Koma-)Saufen, Abstürze, kontrolliertes Trinken, Rückfallschock, nasse Klinik ... Diese Sprache macht es sowohl Betroffenen als auch Behandlern schwierig, sich mit dem Thema zu identifizieren. Auch die zahlreichen Selbsthilfegruppen haben nach wie vor ein »schambesetztes Image« (Schreiber 2016, S. 39). Von meinen Kollegen hörte ich nicht selten: *»Oh, echt? Das könnte ich mir nicht vorstellen. Die Arbeit in der Sucht habe ich für mich ausgeschlossen.«* Auch manche Patienten bezeichnen sich selbst als »Alki«. Dahinter steht meist eine unbewusste Ablehnung und Abwertung der eigenen Suchtthematik. Die innere Haltung könnte lauten: »Ich bin mit dieser Problematik nicht in Ordnung. Ich werte mich dafür ab, bevor andere es tun. Ich habe erst dann wieder Selbstachtung, wenn das Thema erledigt ist. Deshalb muss der Alkohol weg.« Wenn wir Behandler uns mit dieser Haltung identifizieren, fixieren wir uns auf die Abstinenz. Wir bekämpfen dann mit unseren Klienten die Sucht und damit einen Teil von ihnen anstatt gemeinsam Wege der Bewältigung oder tiefer gehende Antworten auf diese Schwierigkeit zu finden. Wir verpassen es dann, uns mit der Abhängigkeit als tiefer liegendem Lebensthema, welches zum Patienten dazu gehört, auseinanderzusetzen. Ein Lernprozess auf tieferer Ebene kann nicht angestoßen werden.

MERKE

Die Therapie beginnt mit der *Sprache*, die wir gemeinsam mit unseren Patienten für ihre Problematik finden.

Vor der Arbeit lohnt es sich, sich mit seinen eigenen Vorurteilen auseinanderzusetzen. Wir können unsere Motivation hinterfragen, z. B. warum wir in diesem Bereich arbeiten möchten, oder aber Vorbehalte dagegen haben: Litten oder leiden Menschen in meinem Umfeld unter einer Abhängigkeit? Wie schaue ich auf sie? Welche Folgen hatte dies für die Person, mich und unsere Beziehung? Welchen Stellenwert hat die Alkoholabhängigkeit für mich neben anderen psychischen Erkrankungen? Inwiefern sehe ich sie überhaupt als psychische Erkrankung? Welche persönlichen Erfahrungen habe ich mit Abhängigkeit gemacht? Wo zeige ich selbst suchtähnliches Verhalten? Wäre es möglich gewesen, dass ich selbst mal eine Sucht entwickele? Wie fühlt es sich an, etwas weniger machen zu wollen und doch immer wieder in alte Muster zu verfallen? Wie fühlt es sich an, sich damit zu zeigen? Wie fühlt es sich an, damit konfrontiert zu werden? Habe ich schon einmal die Tendenz verspürt, mein Verhalten zu verstecken, zu vertuschen, herunterzuspielen oder zu verheimlichen? Wie sehe ich insgeheim auf Menschen mit einer Alkoholabhängigkeit?

Ich war letztendlich offen dafür, meine eigenen Erfahrungen zu machen.

Als ich mit der Arbeit begann, wunderte ich mich anfangs darüber, dass die Patienten »so normal« wirkten. Den meisten sah man nicht an, ob sie hier arbeiteten oder Patienten waren, auch in den flüchtigen Kontakten merkte man dies nicht. In der Klinik waren nicht obdachlose Trinker, wie sie einem in Städten oder gar unter Brücken begegnen. Mir begegneten Frauen und Männer über alle Altersgruppen verteilt, überwiegend jedoch Männer ab 40.

Männer sind etwa viermal häufiger betroffen als Frauen (Lindenmeyer 2016). In Deutschland liegt die »Lebenszeitprävalenz für Alkoholismus« bei 13 Prozent (Wittchen et al. 1992; s. auch Lindenmeyer 2006). Alkoholabhängigkeit ist die häufigste psychische Erkrankung bei Männern und die zweithäufigste – nach den Angsterkrankungen – bei Frauen (Lindenmeyer 2006, 2016).

Die Punktprävalenz, d.h. das prozentuale Vorkommen einer Erkrankung in einer Bevölkerung zu einem bestimmten Zeitpunkt, liegt bei 2,4 Prozent, der Alkoholmissbrauch bei vier Prozent und ein riskanter Konsum bei 11,7 Prozent (Kraus & Augustin 2001; s. auch Lindenmeyer 2006). Schreiber (2016, S. 34) nennt Zahlen der Bundeszentrale für Gesundheit, wonach 27 Prozent der Bevölkerung alkoholabhängig sind oder »an der Schwelle zum Alkoholismus« stehen. Jährlich sterben in Deutschland etwa 43000 Menschen an den Folgen der Abhängigkeit (Lindenmeyer 2016). In der EU ist es die häufigste Todesursache für junge Männer (Lindenmeyer 2006), Alkoholabhängigkeit ist eine Volkskrankheit. Menschen aller sozialen Schichten leiden gleichermaßen darunter (Lindenmeyer 2016). In der stationären Behandlung befinden sich überwiegend »Normalbürger«, denen man den Konsum *draußen* nicht ansehen würde.

FALLBEISPIEL

Meine erste Patientin war »aus gutem Hause«. Sie war zuvorkommend, freundlich, reflektiert und angenehm selbstkritisch. Ich war richtig froh darüber, wie gut die Therapie lief, wie sie mein empathisches Kontaktangebot zu schätzen wusste. Denn das hatte ich in der Ausbildung gelernt: Das Wichtigste ist, dass die Patienten sich verstanden fühlen! Das konnte ich gut! Die erfahrenen Therapeuten wirkten geduldig und entspannt, aber irgendwie fehlte ihnen doch der »letzte Drive«, dachte ich insgeheim. Am Entlasstag – nach vier Monaten Behandlung – rief der Ehemann verzweifelt an: Er habe seine Frau vom Bahnhof abgeholt. Sie habe ihn »stockbesoffen« begrüßt. Das war mein erster wichtiger Dämpfer.

Suchttherapie bedeutet auch, als Therapeut wenig »narzisstische Zufuhr« von positiven Gefühlen zu bekommen. Durch die Therapieprozesse und die Rückmeldungen der Patienten erfahren wir kaum Spiegelung, wie »wirksam« wir als Therapeuten sind. Mir fiel auf, dass es selten Dank von Patienten nach teilweise monatelanger Begleitung gab, insbesondere im Vergleich zur Arbeit mit anderen Patientengruppen. Dort waren die Patienten stets bemüht, mir nach der Therapie zu zeigen, wie dankbar sie waren und wie hilfreich ich als Therapeut für sie gewesen sei. Nicht aber in der Suchttherapie!

Neben unserer Klinik steht ein Blumenladen, ich kann ihn aus meinem Bürofenster sehen. Ich sah dort noch nie einen Patienten Blumen kaufen. Warum eigentlich nicht?

MERKE

Die meisten Patienten sagen deshalb nicht *Danke*, weil sie ein sehr ambivalentes Verhältnis zu ihrer Sucht und damit auch zur Behandlung haben. Die Sucht führt zwar zu Leid, Verzweiflung, Schuld und häufig Einsamkeit, sie entspannt aber auch, erhöht, tröstet, ermöglicht Kontakt, besänftigt und berauscht.

Dazu Dörner et al. (2007, S. 261): »Denn eine Ersatzbefriedigung ist zwar Ersatz, aber auch Befriedigung.« Ich danke nicht jemandem, der mir etwas sehr Wertvolles wegnehmen möchte.

Und so werden wir Behandler häufig gesehen. Dann sind natürlich auch die Beziehung zu mir und mein Beziehungsangebot ambivalent besetzt. Wichtig ist, dies nicht persönlich zu nehmen. Gemeint sind nicht wir und unsere Behandlung. Um dies zu verstehen, sind jedoch ein tieferes Verständnis und Interesse für die Dynamik der Suchterkrankung notwendig. Der Abhängige hat immer zwei Seiten: eine Seite, die eine Veränderung möchte, und eine Seite, die weiter konsumieren möchte! Diese Ambivalenz ist vielschichtig und anschaulich im Film »Alki Alki« (Panisch 2015) dargestellt, den ich an dieser Stelle sehr empfehle. Die Ambivalenz lässt sich nicht ausmerzen. Wir sollten uns die Frage stellen, welche Seite wir stärken wollen, wie wir Patienten dabei unterstützen können, die Spannung zwischen diesen Polen besser zu halten. Manche Patienten sind weniger in dieser Ambivalenz gefangen. Sie sind »einen Schritt weiter« und nehmen die Hilfe als Selbsthilfe für eigene Ziele in Anspruch. Sie sagen »Danke«, erleben die Behandlung als persönliche Chance und machen dementsprechend gute Fortschritte. Sie sind sich bewusst, dass die Suchtthematik mit der stationären Behandlung nicht »erledigt« ist.

J. W.: Welches waren die größten Herausforderungen für dich, als du als Suchttherapeut angefangen hast?

Max Dürr: Am Anfang habe ich mir noch oft Gedanken darüber gemacht, wie es nach der Behandlung weitergeht. Ich war oft deprimiert, wenn Patienten nach der Behandlung schnell wieder zu trinken angefangen haben. Außerdem haben mir Patienten zu schaffen gemacht, die in der Therapie nichts verändern wollten.[3]

Bei mir führten Therapieprozesse wie der mit der Patientin »aus gutem Hause« anfänglich zu Selbstzweifeln. Ich fragte mich, ob ich in dem Beruf überhaupt richtig sei. Erst später wurde mir klar, dass solche Prozesse »normal« sind. »Der/die muss vielleicht noch eine Runde drehen«, sagen die erfahrenen Kollegen bei uns. Für den Weg aus der Sucht sind häufig mehrere Behandlungen erforderlich und sinnvoll.

Es ist leicht, auf einen Menschen mit Alkoholabhängigkeit zu zeigen und zu sagen: »Der kommt eh wieder, der schafft es nicht!

---

3 Mein Kollege Max Dürr arbeitet seit über 25 Jahren als Therapeut und Supervisor in der stationären Suchttherapie (Systemische und Hypno-Therapie). Ich habe ihm einige persönliche und therapeutische Fragen gestellt. Seine Antworten erscheinen nachfolgend in Form mehrerer Erfahrungskästen.

Der wird bald rückfällig werden.« Bei dieser Perspektive komme ich schließlich als Therapeut nicht vor, ich muss mich nicht kritisch mit dem Therapieprozess auseinandersetzen, was letztendlich selbstwertdienlich für mich ist.

MERKE

Eine Gefahr in der Suchttherapie ist, dass wir als Therapeuten zwar *äußerlich* Beziehung und Hilfe anbieten, *innerlich* jedoch bereits resigniert haben. Wir haben den Patienten insgeheim schon fallen gelassen. Unser Beziehungsangebot ist leer.

Wenn wir Alkoholabhängigkeit als psychische Erkrankung ernst nehmen, dann ist sie vergleichbar mit einer Depression. Bei Menschen mit einer Depressionserkrankung erlebt etwa ein Drittel der Betroffenen einmalig eine depressive Episode, ein weiteres Drittel einen chronischen Verlauf, das letzte Drittel erlebt immer mal wieder depressive Episoden, jedoch bei zwischenzeitlich vollständiger Remission (Beesdo & Wittchen 2006). Das ist bei Alkoholabhängigkeit ähnlich. Nur zeigt niemand auf einen Menschen mit Depression, wenn er zum wiederholten Male in die stationäre Behandlung kommt, und sagt: »Wusste ich doch, der kommt wieder.« Dabei ist ein Rückfall mit dem Suchtmittel vergleichbar mit einem Rückfall in dysfunktionale depressive Gedankenmuster (Lindenmeyer 2006). Das Symptom ist nur sichtbarer – und häufig für das Umfeld verstörender. Fraglich ist, ob das Kriterium der Rückfälligkeit überhaupt ein gutes Kriterium für eine erfolgreiche Behandlung ist. Allgemein ist bekannt, dass ein Vermeidungsziel ein wenig motivierendes Veränderungsziel darstellt. Letztendlich ist es das Ziel der Behandlung, dass der Betroffene einen veränderten Bezug zu sich als Mensch und seiner Problematik entwickelt (Kolbe 2020). Das ist durch den Konsum als alleiniges Merkmal nicht abgedeckt. Die »Rückfallraten« nach einer stationären Entzugsbehandlung liegen bei etwa 33 bis 42 Prozent nach dem ersten Monat und etwa 67 bis 84 Prozent nach dem ersten Jahr nach Abschluss der Behandlung. Bei einer stationären Entwöhnungsbehandlung liegen die Rückfallhäufigkeiten bei etwa 36 bis 53 Prozent nach dem ersten Jahr und bei ungefähr 44 bis 69 Prozent nach fünf Jahren (Körkel & Schindler 2003).[4]

EXKURS

Der Begriff »Rückfall« ist häufig negativ konnotiert. Er impliziert eine statische Orientierung am Abstinenzparadigma für Fortschritte in der Therapie: *Ein Patient ist entweder abstinent oder eben rückfällig*. In der modernen Suchttherapie wird versucht, diesen Begriff durch andere Bezeichnungen, etwa *Vorfall, Ausrutscher* (engl. »lapse«) oder *Konsumereignis*, zu ersetzen, um Patienten in einer Konsumsituation nicht zusätzlich mit dem Stigma des Rückfalls zu belasten und ihnen bereits gemachte Fortschritte sprachlich wieder abzuerkennen. Er kann auch ein Scheitern suggerieren und anklagend aufgefasst werden. Als ein Rückfall wird weiterhin das Bild beschrieben, wenn Betroffene den Weg der Veränderung ganz verlassen haben und wieder im »alten Muster« konsumieren (engl. »relapse«). Aus Mangel an einer eindeutigen Alternative zum Oberbegriff und wegen der bis heute üblichen Verwendung in der einschlägigen Literatur benutze ich »Rückfall« hier weiterhin für beide Ereignisse. Ich habe gute Erfahrungen damit gemacht, mit den Patienten ge-

---

4 Die Zahlen variieren je nach Methode, Stichprobe und Studie. Generell wird zwischen Katamnesestandard 3 (nur rückläufige Antworten werden in die Studie einbezogen; die Zahlen sind demnach optimistischer) und Katamnesestandard 4 (alle nichtrückläufigen Antworten werden als rückfällig gewertet; die Zahlen sind deshalb pessimistischer) unterschieden. Die »Wahrheit« wird irgendwo dazwischen liegen (Körkel & Schindler 2003).

meinsam ganz offen zu diskutieren, was Begrifflichkeit in ihnen auslösen und welche Alternativen sie für sich hilfreich fänden. Interessanterweise scheinen die wenigsten Patienten Probleme mit diesem Wort zu haben. Möglicherweise fühlen sie sich durch einen strafend klingenden Begriff von entstandenen Schuldgefühlen entlastet. Ich möchte ausdrücklich betonen, dass ich *Rückfall* hier im modernen Sinne, also wertfrei beschreibend, verwende.

Das Vorurteil, eine Alkoholbehandlung würde »eh nichts bringen« und Menschen mit einer Alkoholabhängigkeit seien »nicht therapierbar«, ist nicht nur in der Bevölkerung weitverbreitet, sondern auch unter Therapeuten. Und: Es ist falsch! Die »Würde einer Krankheit« (Heigl-Evers 1991, S. 164) erlangten die Abhängigkeitserkrankungen in Deutschland erst im Jahr 1968. Und noch immer werden diese von vielen als Willens- und Charakterschwäche ausgelegt und nicht als behandlungsbedürftige Erkrankung. »Bei Diabetes oder Herzinfarkt wird Ihnen Ihre Lebensführungsschuld verziehen, nicht aber, wenn Sie Alkoholiker sind« (Dörner et al. 2007, S. 259). Das ist spürbar. In unserer Gesellschaft, unter Therapeuten und auch in den Köpfen unserer Patienten. Die Entstigmatisierungskampagnen der letzten Jahrzehnte in Bezug auf Depressionen waren wesentlich erfolgreicher als bei Suchterkrankungen. Das führt allgemein zu einer breiteren Akzeptanz der Depression als Erkrankung, entlastet Betroffene und verringert die Schwelle, eine Behandlung aufzusuchen. Diese Entwicklung lässt hoffen, dass auch Betroffenen von Abhängigkeitserkrankungen in Zukunft mit weniger Stigmatisierung und Vorurteilen begegnet werden könnte. Aber bis dahin ist es noch ein weiter Weg.

Heute nutzte ich diese Erfahrungen, um mich als Therapeut zu entwickeln. Eine wichtige Entwicklungsrichtung ist dabei, mich von den Patienten »unabhängiger« zu machen, zu lernen, eine klare Haltung zu entwickeln, meine eigene Resonanz sehr ernst zu nehmen und bei meiner »eigenen inneren Wahrheit« zu bleiben. Unabhängig davon, ob der Patient, der mir gegenübersitzt, dann klatscht oder nicht. Dazu müssen wir als Therapeuten sowohl Kontakt zu unserer Empathie als auch zu unserer eigenen konstruktiven Aggression haben. Diese Mischung brauchen wir, um immer wieder aus fürsorglicher Position heraus zu klären, zu konfrontieren und zu kontrastieren. Unsere Bereitschaft, uns durch die Abwehr des Patienten fesseln oder auf Distanz halten zu lassen, wird geringer. Und letztendlich sind wir als Therapeuten eine Art »Entfesslungskünstler«, wie ein Supervisor von mir betonte. Wir müssen der Versuchung widerstehen, unreflektiert dem Beziehungsangebot der Klienten zu entsprechen. Wir müssen unbefangen bleiben, damit wir den Patienten immer wieder offen und zugewandt begegnen können. Es zählen weniger Wunderheilungen und geniale »alles verändernde Interventionen« als eine klare Haltung sowie ein geduldiges und beharrliches Beziehungsangebot von unserer Seite. Das wirkt dann vielleicht irgendwann heilsam.

J. W.: Welche Qualitäten sollte ein Suchttherapeut mitbringen?

Max Dürr: Gelassenheit und die Fähigkeit, sich innerlich gut zu distanzieren. Vor dem Hintergrund meiner systemischen Ausbildung würde ich noch die Fähigkeit zur Neutralität hinzufügen.

J. W.: Was verstehst du unter Neutralität?

Max Dürr: Neutralität bedeutet, dass wir in den Gesprächen eigene Bewertungen und Wertungen vermeiden. Die Frage ist nicht, ob wir ein Verhalten gut oder schlecht finden, sondern die Frage ist, wie die Menschen, mit denen wir zu tun haben, selbst ihr Verhalten bewerten. Es ist nicht unbedingt immer besser, ein abstinentes Leben zu führen, sondern es könnte wichtig sein, die Vor- und Nachteile eines abstinenten gegenüber eines süchtigen Lebens sorgfältig abzuwägen und den Patientinnen und Patienten damit dabei behilflich zu sein, eine eigene Entscheidung zu treffen. Dies auch vor dem Hintergrund, dass unsere Bewertung möglicherweise das Gegenteil von dem auslöst, was wir uns wünschen würden.

Wer anfällig für Höhenflüge als »Supertherapeut« ist, für den bietet die Suchtbehandlung immer wieder erdenden Bodenkontakt. Die destruktiven Auswirkungen der Sucht machen sich oft erst spät bemerkbar. »Sucht zerstört Beziehungen«, habe ich einen Kollegen sagen hören. Die ganze Not und das Leid, das mit der Suchterkrankung einhergeht, werden häufig erst dann klar, wenn Patienten Bilder ihrer desolaten Wohnung zeigen oder im Paargespräch das jahrelange Leid der Angehörigen deutlich wird. Jedoch vergisst man das leicht im Kontakt mit ihnen.

Einige Patienten haben über viele Jahre hinweg gelernt, die »hässliche Seite« der Sucht zu verbergen und einen guten Eindruck zu machen. In der Behandlung begegnen uns dann mitunter kontaktfreudige, stets gut gelaunte und hilfsbereite »gute Menschen«. Das ist ja auch wichtig! Diese innere Spaltung half einigen über viele Jahre hinweg, ausreichend gut zu funktionieren.

Manche Patienten haben ein intaktes Berufs- und Sozialleben, obwohl sie bereits jahrzehntelang im abhängigen Muster trinken. Dies trifft meist auf »Pegeltrinker« zu, die seltener wegen psychischer oder sozialer Probleme, sondern wegen der gesundheitlichen Folgeschäden behandelt werden müssen. Anders ist es bei den »Rausch- oder Absturztrinkern«. Sie kommen häufig, weil ihre zentralen Beziehungen zu zerbrechen drohen, sie oft in Konflikte geraten, arbeitslos sind oder der Job zumindest gefährdet ist. Manche haben bereits alles verloren: ihre Ehe, Freunde, die Arbeit und die Wohnung (Lindenmeyer 2010).

Es gibt keine »Suchtpersönlichkeit«. Bei Schreiber (2016, S. 27) können wir nachlesen, dass die Vorstellung, jeder Alkoholabhängige hätte unter traumatischen Kindheitserlebnissen gelitten, ein »verletzendes und weit verbreitetes Vorurteil« sei. Eine frühe Psychologisierung der Erkrankung stößt zu Recht bei einigen Patienten auf Widerstand. Trauma, Angst, Gefühlsregulationsstörungen, Beziehungsstörungen und Depression begleiten oder bedingen zwar häufig die Suchterkrankung, jedoch bei Weitem nicht immer.

MERKE

Die bisher am besten nachgewiesenen Prädiktoren für die Entwicklung einer Suchterkrankung sind (Schreiber 2016, S. 30):

1. Jemand verträgt viel Alkohol (genetisch).
2. Jemand wuchs in einem Umfeld auf, in dem Alkoholkonsum gebilligt wurde und allgegenwärtig war.

Es lohnt sich, den jeweiligen Patienten immer genau anzuschauen und »für jeden Patienten eine neue Therapie zu kreieren«, wie Yalom (2010a, S. 48) vorschlägt.

Alles in allem habe ich im Bereich Sucht ähnliche Erfahrungen wie mit anderen Patientengruppen gemacht.

Die systemische Faustregel, dass in jeder Behandlung etwa ein Drittel »Besucher«, ein Drittel »Kläger« und ein Drittel »Kunden« seien (Shazer 2018), trifft ungefähr auch in der Suchtbehandlung zu.

Die *»Besucher«* kommen häufig fremdmotiviert oder ambivalent. Sie wollen sich das Ganze »mal anschauen«. Manche wollen eigentlich nicht abstinent leben, jedoch drohen ihre Partner, sie zu verlassen, wenn sie ihr Suchtproblem nicht in den Griff bekommen. Oder sie müssen Abstinenz nachweisen, um ihren Führerschein wiederzubekommen oder von der Rentenversicherung Unterstützung zu erhalten. Sie sprudeln demnach verständlicherweise in den Therapien nicht mit Reflexionen über ihre Biografie oder klug formulierten persönlichen Veränderungszielen. Das Urteil der Behandler, »der will eigentlich gar nichts«, wäre aber zu früh gefällt. Der Patient, der in eine Behandlung kommt, möchte natürlich insgeheim etwas. Jedoch ist sein Ziel nicht klar formulierbar, weil es ambivalent und konflikthaft ist. Dies genauer herauszuarbeiten, also bei den Therapie- und Behandlungsvoraussetzungen anzufangen, wäre dann die Therapie.

Die *»Kläger«* klagen an, entweder sich selbst oder andere. Das Klagen dient meist der psychischen Abwehr und soll unbewusst den völligen Zusammenbruch des Selbstwertgefühls abwenden. In der Suchtbehandlung sind dies häufig Männer mit einer narzisstischen Problematik. Das Klagen nimmt dann die Form von Abwertung anderer an. Die Therapie ist mühsam. Ich als Therapeut bin ja recht jung und häufig unsicher. Mit Kritik kann ich schon ganz gut umgehen, aber Abwertungen verletzen und können weh tun. Die Patienten könnten vom Alter her häufig mein Vater sein, haben nicht selten Führungspositionen innegehabt und ein paar »PS« mehr unter der Haube als z.B. viele Patienten mit einer Angst- oder Depressionsproblematik. Es ist viel Geschick erforderlich, die wenigen Türen, die diese Patienten in den Gesprächen in ihre »Innen- und Gefühlswelt« öffnen, zu nutzen. Dabei dürfen wir uns nicht einschüchtern lassen und müssen zusätzlich weiterhin unsere Beziehung anbieten, auch wenn unser Gegenüber vielleicht wirklich nicht dazu einlädt! Denn eine narzisstische Persönlichkeit hat natürlich keine »Probleme«, sondern vielleicht hier und da lediglich »geringfügige Schwierigkeiten« (Sachse 2013, S. 87ff.). Auch diese Patienten werden zu Beginn der Behandlung nicht mit der häufig geforderten gut vorsortierten und realistischen Liste persönlicher Veränderungsziele in die Behandlung kommen. Dies zu erreichen wäre bereits ein sehr ehrgeiziges Ziel für den stationären

Aufenthalt! Im Kontakt fühlen wir uns häufig überflüssig, unter Druck, inkompetent, manchmal richtig dumm. Mittlerweile aber macht mir die Arbeit mit den »narzisstischen Männern« Freude. Ich habe gelernt, wie ich nicht ins aussichtslose »kämpfen« und »rangeln« mit ihnen komme und dennoch klar und ehrlich bin. Immer häufiger erlebe ich Männer, die dankbar dafür sind, eine direkte und authentische Beziehung angeboten zu bekommen. Sie wollen ja eigentlich ehrliche Rückmeldungen haben und über die innersten Gefühle und Gedanken sprechen. Sie müssen nur selbst davon überzeugt sein, respektiert, ernst genommen, nicht bewertet zu werden und ganz sicher zu sein! Das zu erreichen ist ein gutes Gefühl. Kein Erfolg ohne Hindernisse!

Die *»Kunden«* sind eigenmotiviert und neugierig. Sie sind bereit, persönliche Risiken einzugehen, um eine Veränderung der dysfunktionalen Beziehungs-, Gefühls- und Verhaltensmuster zu erwirken. Mit ihnen macht die Therapie in der Regel richtig Spaß, fällt leicht und ich erlebe mich als wirksam, kompetent und hilfreich.

J. W.: Wie gehst du mit Rückfällen um?

Max Dürr: Zum einen finde ich schon die Benennung schwierig, niemand fällt zurück, man badet nicht im selben Fluss, das Leben geht voran, auch wenn es uns manchmal nicht passt. Es ist wichtig, herauszufinden, unter welchen Umständen und inneren Bedingungen es zum Konsum gekommen ist. Inzwischen kann ich mir auch vorstellen, dass Menschen über diese Bedingungen überhaupt keine Auskunft geben können, sondern das Ganze als eine Art ferngesteuertes Handeln erleben. Dies ist auf dem Hintergrund der Hypnotherapie sehr gut als Trance-Erleben erklärbar.

Die Suchtbehandlung bietet auch einige Besonderheiten, welche ich mit mehr Erfahrung heute als Herausforderung sehe. Anfänglich sorgten Sie jedoch für schlaflose Nächte: abwertende Patienten, die zielsicher unsere »wunden Punkte« treffen, »Motzgruppen« in der Psychotherapiegruppe, stiller oder aktiver Widerstand, Regelbrüche, Behandlungsabbrüche von unserer oder von Patientenseite, Heimlichkeiten, das Gefühl, hintergangen oder *ausgesaugt* zu werden, Rückfälle, Beziehungslosigkeit, Lügen ... Rost (o. J.) spricht von einer »schwierigen Gratwanderung, Süchtigen zu helfen[,] ohne sich selbst in deren destruktiven Zirkel hineinziehen zu lassen«. Wenn das passiert, reagieren wir immer wieder mit »Depressionen und Schuldgefühlen« und fühlen uns selbst irgendwann »ausgebrannt« (o. J., S. 4).

Als Behandler spüren wir stellvertretend für die Angehörigen, was es bedeutet, mit einem Menschen in Beziehung zu sein, der ein Suchtproblem hat. Dazu zählen Gefühle von Hoffnung, Stolz, Vertrauen, dann wieder Misstrauen, Ärger, Enttäuschung, einen Patienten aufgeben wollen, und wieder Vorschussvertrauen und ein neues »sich einlassen« auf die Beziehung und den gemeinsamen Weg: immer im Wechsel (Dörner et al. 2007, S. 259 ff.). Die Gefühle, die im Kontakt mit den Patienten entstehen, sind wichtig und ernst zu nehmen. Sie stehen dafür, was die Sucht mit der Beziehung macht. Gleichzeitig ist es noch wichtiger, dass wir diese nicht in der Beziehung »ausagieren«. Wir können sie in einem Gespräch zu einem geeigneten Zeitpunkt zur Verfügung zu stellen und gemeinsam darüber – für den Patienten gewinnbringend – reflektieren. Voraussetzung ist, dass wir uns mit diesen Gefühlen in uns auseinandergesetzt haben. Wenn wir als Therapeuten eine gute innere »Haltekraft« dafür haben, haben sie weniger Macht über uns. Wir brauchen auch ein fachliches Verständnis über die Dynamik der Sucht. Sonst »grollen« wir insgeheim den Patienten, was einem authentischen und unbefangenen Kontakt im Wege steht.

J. W.: Ist es ein therapeutischer Misserfolg, wenn Patienten kurz nach dem stationären Klinikaufenthalt wieder anfangen zu trinken?

Max Dürr: So einfach ist das nicht, es gibt viele Bedingungen, die dazu beitragen. Ich habe mir auch abgewöhnt, irgendwelche Vorhersagen zu treffen, wer gute Chancen hat und wer nicht. Ich habe schon oft erlebt, dass Patienten, denen ich nur wenige Chancen gegeben hatte, langfristig ein gutes Leben hatten. Wichtig ist auch, den Patienten bei Austritt Hoffnung mitzugeben. Ich sage zu allen: Sie schaffen das und wenn es nicht klappen sollte, wissen Sie ja, wo Sie Hilfe bekommen können.

Ein erfahrener Kollege von mir sagte einmal schulterzuckend, aber ganz ohne Verbitterung: »Ich wurde in meinen 20 Jahren als Suchttherapeut noch nie verarscht. Man kann sich nur selbst verarschen.« Diese provokante Bemerkung hat mir geholfen, bei »Misserfolgen« weniger bei mir zu suchen, sondern mit den Patienten gemeinsam in deren Leben zu schauen. Uns kann die Haltung helfen, dass der Umgang mit Sucht genauso erlernt werden darf wie der Umgang mit Beziehungen oder anderen Fertigkeiten. Lernen ohne Fehlerfreundlichkeit und Offenheit ist nicht möglich. Genauso, wie wir häufig nicht bei unserer ersten Liebe bleiben und Beziehung anhand verschiedener Partner lernen dürfen, muss auch der Abhängige den Umgang mit seiner Erkrankung über die Zeit erlernen dürfen. Dazu gehören Umwege, Irrwege und Rückfälle. Wenn unsere Patienten das erleben, dürfen wir es auf keinen Fall so verarbeiten, dass wir keine gute Therapie gemacht hätten. Das gehört zum Lernweg dazu!

In einer Intervision erzählte ich von einem Patienten, der nach der stationären Behandlung wieder konsumierte. Ein Therapeut ordnete unseren Therapieprozess aus diesem Grund als gescheitert ein. Mittlerweile vertrete ich die Haltung, dass diese Bewertung nicht nur falsch ist, sondern auch einer unbefangenen positiv zugewandten Haltung in der Suchttherapie im Wege steht. Wir können nicht wissen, wie der Patient die Behandlung verarbeitet und wie diese weiter wirkt – unabhängig davon, ob das Symptom wieder auftritt. Hier möchte ich wieder das Bild der Beziehungen bedienen: Wenn eine Beziehung in die Brüche gegangen ist, heißt das nicht, dass wir in dieser Partnerschaft unsere Beziehungsfähigkeit nicht verbessern konnten. Erfahrene Therapeuten leiden weniger unter »rückfälligen« Patienten, weil sie die Ereignisse besser einordnen und von sich selbst trennen können. Wir müssen uns auch vor Augen halten, dass unsere Patienten »agieren«, um weniger zu leiden, und nicht, um uns das Leben schwerer zu machen.

Eine Kollegin bediente folgendes Bild, um gegenüber den Patienten unbefangen zu bleiben: *Alles, was in der Therapie besprochen wird, ist wie ein Gemälde, auf das der Therapeut und der Patient gemeinsam schauen. Das »wir« einer Aufgabe steht im Zentrum.* Das hat mir geholfen, mit den Patienten nicht ins »Rangeln« und »Kämpfen« zu kommen, sondern meine Resonanz therapeutisch zu nutzen und zu spiegeln. Wir müssen unsere Patienten unbedingt da abholen, wo sie stehen. Wir brauchen eine gewisse Demut, indem wir uns klar machen, dass wir niemanden bekehren können. Wir können lediglich die Seite stärken, die Veränderung möchte. Gras wächst nicht schneller, wenn man daran zieht. Unsere Patienten ziehen sich zurück, wenn sie bemerken, dass wir an ihnen ziehen wollen. Wir müssen eine Atmosphäre schaffen, in der die Patienten ihren Wunsch zur Veränderung als selbstbestimmt erleben können. Nur so stärken wir im therapeutischen Prozess auch ihre Selbstachtung und damit ihren Glauben an sich selbst, eine Veränderung zu schaffen.

J. W.: Mit welchen Themen und Unsicherheiten siehst du Berufsanfänger immer wieder konfrontiert?

Max Dürr: Oft haben hier neue Kollegen die Vorstellung, sie müssten den Patienten die Abstinenz verkaufen. Für viele ist auch nicht klar, dass Psychotherapie Auftragsarbeit ist und es wichtig ist, dass die Patienten mit der Behandlung zufrieden sind. Viele haben auch die Vorstellung, dass sie doch eigentlich mehr wissen müssten als die Patienten. Ich betone dabei immer wieder, dass ich im Grunde gar nichts weiß und die Patienten am besten wissen, was für sie gut und wichtig ist. In der Supervision für die Assistenz-Psychologen taucht auch immer wieder die Frage auf, ob das Getane richtig oder falsch war. Ich erkläre dann regelmäßig, dass diese Kategorien in Bezug auf Psychotherapie schwierig sind und dass es im Grunde darum geht, etwas zu tun, was den Patienten für ihr weiteres Leben nützt, was wiederum nur die Patienten entscheiden können.

PRAXISTIPP Orientierung: Was ist normal in der Suchtbehandlung? Was sollten Sie als Behandler nicht persönlich nehmen?

- Behandlungsabbrüche
- Rückfälle
- Lügen (das bedeutet nicht, dass alle Abhängigen lügen; dennoch werden wir in der Behandlung unweigerlich damit konfrontiert)
- schwierige Gegenübertragungen (wir fühlen uns unwirksam, überflüssig, ungenügend, entwertet etc.)
- Bagatellisierungen
- »Motzgruppen«
- Regelbrüche

2 Die Psychodynamik der Suchterkrankung

Wenn's schwierig wird, müssen wir mehr verstehen!

Eine Suchterkrankung ist komplex. Sie ist nicht immer, aber häufig die Antwort auf andere psychische Probleme. Die Sucht koppelt sich jedoch irgendwann von der ursprünglichen Funktion ab und gewinnt eine ganz eigenständige und destruktive Dynamik. Dies führt dann zu Problemen wie z. B. Beziehungskonflikten, Arbeitslosigkeit, psychosozialen und gesundheitlichen Problemen, Schlafstörungen, Selbstwertstörungen, Einsamkeit oder sozialer Isolation. Die Sucht setzt sich wie ein Tintenfisch auf die ursprüngliche Persönlichkeit. Die Tentakel werden auf die »wunden« Punkte wie Ängste, Traumata oder Unsicherheiten gelegt und verhindern von da an eine eigenständige, gesunde Entwicklung. Aus diesem Grund kann man die Sucht nicht einfach beseitigen, ohne alternative Wege aufzuzeigen. Wir müssen verstehen, welche psychischen Funktionen von der Sucht übernommen werden.

Natürlich ist die Entstehung und Aufrechterhaltung der Sucht nicht nur auf psychische Aspekte zurückzuführen. So konsumieren Betroffene im fortschreitenden Verlauf der Erkrankung ganz einfach deshalb, um Entzugssymptome zu bekämpfen. Der bekannte Teufelskreis beginnt. Auch neurobiologische Vorgänge spielen eine entscheidende Rolle. Betroffene fühlen sich häufig ernst genommen und entstigmatisiert, wenn wir diese

Perspektive in den Therapien auch vermitteln. Ich möchte mich jedoch hier vorrangig auf die psychodynamischen Aspekte konzentrieren und verweise hinsichtlich der anderen Aspekte auf weiterführende Literatur (z. B. Heinz et al. 2012).

Bei der Behandlung von Sucht spielen die Folgen und die Ursachen sowie eine Nachreifung unter »nüchternen Bedingungen« gleichermaßen eine Rolle. Wenn ein Patient also auf das Suchtmittel verzichtet, ist er mehr oder weniger nackt und verletzlich. Das kann Angst machen. Immer wieder auftauchende Themen sind Scham, Schuld, Selbstwertprobleme, Zugehörigkeit, Umgang mit Leere und Mangelerleben. Für viele bedeutet die Abstinenz, sich nach und nach wieder als fühlendes Wesen zu entdecken. Sie müssen Schritt für Schritt lernen, die eigene diffus erlebte Erregung auszuhalten und in Gefühle zu übersetzen, die eine wichtige und intelligente Orientierungsfunktion für sie haben.

Die Patienten wollen im Kontakt respektiert und ernst genommen werden. Viele erleben subjektiv das Gefühl einer unsicheren Zugehörigkeit (Kolbe 2020). Sie möchten, dass man sie gerecht und nachvollziehbar behandelt. Meiner Erfahrung nach profitieren Betroffene weniger von einem sehr verständnisvollen, mitschwingend-empathischen Helfer als von klarem, echtem Kontakt mit einem authentischen, sie respektierenden Gegenüber. Viele sind sowohl in ihrem Stolz als auch in ihrer Selbstachtung verletzt. Deshalb sollten wir als Therapeuten nicht in die Falle tappen, als Experten schnelle Lösungen parat zu haben, und sie mit »guten Ratschlägen« und Erklärungen füttern. Wir dürfen nicht in Versuchung geraten, ihre Löcher zu füllen. Das birgt nicht nur die Gefahr, dass wir als Behandler ausbrennen, es kann die Selbstachtung unserer Patienten sogar zusätzlich verringern. Unsere Aufmerksamkeit sollte ermöglichen, dass die Patienten ihre Selbstkontrolle und somit auch ihre Selbstachtung zurückerlangen. Dörner et al. (2007, S. 268) gehen sogar so weit, zu sagen: »Je passiver wir sind, desto besser.«

Die folgenden Ideen über die Dynamik der Sucht passen zu meinen Erfahrungen in der Behandlung und halfen mir, bestimmte Erlebnisse und Wahrnehmungen einzuordnen. Es handelt sich dabei immer um Hypothesen, welche während des therapeutischen Prozesses individuell überprüft werden müssen. Die in diesem Kapitel verwendeten psychoanalytischen Begriffe werden am Ende des Buches in einem Glossar (ab S. 133) näher erläutert. Ich hoffe, dass dieses recht theoretische Kapitel dennoch gut verständlich ist und zum Nachdenken anregt.

Es kann sehr hilfreich sein, eine Vorstellung von der möglichen Psychodynamik der Störung zu haben, um schwierige Gegenübertragungsgefühle im Prozess einordnen zu können. Das erleichtert es uns, als Therapeuten unbefangen und zugewandt in der Beziehung zum Patienten zu bleiben. Meiner Meinung nach ist aber nur so viel Theoretisierung notwendig, wie dem therapeutischen Prozess dienlich ist. Wenn wir zu viel mit Theoriebildung beschäftigt sind, müssen wir ständig unsere unmittelbaren Erfahrungen im Therapieprozess damit abgleichen. Dies entfernt uns jedoch von unserem direkten Erleben und unserem Gegenüber.

Eine *Deutung* kann nur dann wirksam sein, wenn sie keine rein *mentale Operation* ist. Eine Deutung ist nie an sich wahr. Theorien ermöglichen uns lediglich die Orientierung an bestimmten *Deutungslinien*. Eine Deutung sollte sich aus einem spontanen Gefühl der Stimmigkeit innerhalb einer Begegnung ergeben. Die Kunst der Gesprächsführung besteht dann darin, wie wir die Informationen aus dem Kontakt (das Verbale, das Nonverbale und unsere Gegenübertragung) in konstruktiver Art und Weise dialogisieren können. Die psychodynamischen Überlegungen sind genau dann sinnvoll, wenn sie uns in unserem offenen, zugewandten und authentischen Beziehungsangebot unterstützen und einen gemeinsamen Verstehensprozess ermöglichen.

Ich möchte nochmals erwähnen, dass nicht jede Abhängigkeitsentwicklung auf einer früheren Störung beruht (Rost o. J.; Schreiber 2016). Grundsätzlich kann jeder Mensch eine Suchterkrankung entwickeln (Rost o. J., S. 5). Wir müssen bei jedem Klienten individuell prüfen, welche innerpsychische Funktion die Sucht übernommen hat. Rost (o. J.) unterscheidet beispielsweise, ob die Sucht der *Selbstheilung* oder der *Selbstzerstörung* dienen soll. Eine pauschale Psychologisierung und Pathologisierung wird dem einzelnen Patienten nie gerecht. Wir sollten in der Beziehung mit dem arbeiten, was für uns im Kontakt spürbar ist.

Die Überlegungen von Voigtel (1996) haben mir bei einem tieferen Verständnis der Dynamik der Sucht sehr geholfen. Er bezeichnet die mögliche Psychodynamik bei einer Sucht als Antwort auf eine sogenannte frühe psychische Störung. Die aufgezeigten Dynamiken sind nicht unbedingt spezifisch für die Ausbildung einer Suchterkrankung (z. B. Heigl-Evers 1991, S. 171). Warum einige Menschen auf dieser Grundlage eine Sucht entwickeln und andere beispielsweise eine Persönlichkeitsstörung oder gar ausreichend gesund bleiben, ist noch nicht hinlänglich geklärt. Ich nehme an, dass hier die Verfügbarkeit des Suchtmittels, die eigene Sozialisierung im Umgang mit Alkohol und die verfügbaren Ressourcen eine Rolle spielen. In Bezug auf eine positive und zugewandte Beziehungsgestaltung waren für mich die Ausführungen von Klaus Dörner und Ursula Plog (Dörner et al. 2007) äußerst wertvoll.

MERKE

Unsere Interventionen sollten in jedem Fall den Patienten stärken und nicht schwächen. Wenn sie uns von unserem Patienten entfernen oder misstrauisch machen, dann sollten wir weniger Theorie bemühen, unsere Hypothesen zeitweise loslassen, uns mehr auf das konkrete Erleben im Kontakt konzentrieren und uns möglicherweise mit unseren eigenen angestoßenen inneren Themen auseinandersetzen.

Suchtbegriff und Suchtkriterien Roland Voigtel weist darauf hin, dass es eine gewisse »Beliebigkeit« in Bezug auf die Verwendung des *Suchtbegriffs* in der klinischen Praxis gibt (Voigtel 1996, S. 215). Er schlägt zwei Kriterien vor: die »Ausschaltung des Selbst« als »psychischen Zweck« und die »Überlassung an ein unbelebtes Objekt« – also das Suchtmittel – als Mittel (Voigtel 1996, S. 738). Alle Gewohnheiten, welche diese Kriterien nicht erfüllen, weil sie etwa ein aktives Selbst oder mehr Können und (Ich-)Fähigkeiten erfordern, wären also nicht als Sucht einzustufen, z. B. exzessives Lesen oder Musizieren.

Darüber hinaus ist es immer lohnend, die *Suchtkriterien nach ICD-10* (Dilling et al. 2015) mit unseren Patienten durchzusprechen:

- starker Wunsch oder Zwang, zu konsumieren (Craving)
- reduzierte Kontrollfähigkeit bezüglich Beginn, Menge und Ende der Einnahme
- körperliche Entzugssymptome
- Toleranzentwicklung (allmähliche Dosissteigerung zum Erzielen des gewünschten Effektes notwendig)
- hoher zeitlicher Beschaffungsaufwand, Vernachlässigung anderer Verpflichtungen oder Interessen
- fortgesetzter Konsum trotz negativer Folgen

Ich habe schon einige Patienten erlebt, die sich unsicher waren, ob sie überhaupt an einer Abhängigkeit leiden würden. Das gemeinsame Durcharbeiten dieser klaren Kriterien schafft Orientierung und Transparenz.

Frühkindliche Entwicklungsphasen, Selbst- und Selbstwertgefühl Eine Suchterkrankung wurzelt häufig in erlebten tief greifenden Enttäuschungen und Frustrationen in *frühkindlichen Entwicklungsphasen*. Oft haben eine feinfühlige Einstimmung und Spiegelung der eigenen Mutter gefehlt. Dieser Mangel konnte auch durch den Vater oder andere engere Bezugspersonen nicht aufgefangen werden. Durch die fehlende Einstimmung wurden »Vorstellungen von Allmacht und lustvoller Symbiose« (Voigtel 1996, S. 718) des Kindes enttäuscht. Diese sind jedoch für die emotional-psychische Entwicklung grundlegend. Das Kind konnte durch das fehlende Gehalten-Sein keine innere Haltekraft für schwierige Gefühle wie »Zorn, Hilflosigkeit, Angst, Sehnsucht« (Voigtel 1996, S. 725) und Ohnmacht entwickeln. Kinder können ihre Emotionen in diesem Alter noch nicht selbst regulieren. Die Fähigkeit dazu entsteht über die Begleitung und Co-Regulation schwieriger Gefühle durch die Bezugsperson, meist die Mutter. Eine fehlende emotionale Einstimmung bildet den Kern für alle Störungen der Selbstwertregulation. Durch die mangelnde Fähigkeit der Selbstwert- und Selbstregulation entsteht darüber hinaus subjektiv das Gefühl einer unsicheren Zugehörigkeit (Kolbe 2020). Die unbewusst wirkende innere Frage könnte lauten: Bin ich gut, wie ich bin, und habe ich damit einen Platz in dieser Welt verdient? Die eigenen Eltern und deren Verhalten konnten nicht ausreichend positiv und differenziert verinnerlicht werden. Wegen der mangelnden emotionalen Einstimmung boten sie eine zu geringe Identifikationsfläche für das Kind. Positive Selbst- und Objektrepräsentanzen können so nicht ausreichend entstehen, um ein positives Selbstbild und -gefühl zu entwickeln. Betroffene erlebten häufig eine »leere, unempathische Mutter« (Heigl-Evers 1991, S. 167). Dazu kam meist der Versuch seitens der Eltern, emotionale Bedürfnisse materiell zu befriedigen. Dies könne eine gewisse Neigung der »Verlagerung der Befriedigungserwartung auf Ersatzobjekte« (Heigl-Evers 1991, S.167) erklären. Subjektiv bleibt das diffuse und tief wirkende Gefühl zurück: Etwas fehlt! Ich brauche was (Kolbe 2020)! Aus dieser Mangelerfahrung heraus wirkt innerpsychisch eine ständige Suchhaltung nach »Sättigung und [...] Wohlbehagen« (Voigtel 1996, S.717). Natürlich richtet sich die Suche eigentlich auf die Befriedigung durch ein *DU* aus (s. auch Kolbe 2020). Dieses *DU* als positives, feinfühlig-spiegelndes Gegenüber hat jedoch gefehlt oder war zu oft enttäuschend und frustrierend. Um die schmerzliche Konfrontation mit diesen Enttäuschungen zu vermeiden, wird die Unabhängigkeit von menschlichen Beziehungen forciert. Der so entstehende schmerzliche Mangel wird in unbelebten Objekten gesucht, die eine Ersatzfunktion übernehmen können. Schwierige Gefühle werden nicht weiter über die nahen Bezugspersonen reguliert. Betroffene ziehen sich zurück und beruhigen sich über Selbst-Stimulation.

Mit Blick auf diese mögliche Psychodynamik wird bereits deutlich, wie wichtig die Funktion des Suchtmittels für den *Erhalt des Selbst- und Selbstwertgefühls* ist. Der Betroffene erlebt als Selbstgefühl eine diffuse und unbewusst wirkende »basale Schlechtigkeit« (Voigtel 1996, S.723). Voigtel drückt es extrem aus: »Der Süchtige fühlt sich nüchtern enttäuscht, einsam und freudlos« (Voigtel 1996, S.717). Oder anders gesagt: Er fühlt sich nicht wohl mit sich selbst. Er hat subjektiv das Gefühl, so wie er ist, nicht okay zu sein. Diese Gefühle werden typischerweise überkompensatorisch (»ich bin ein toller Hecht«), vermeidend (»es ist alles gut«) oder bagatellisierend (»ich habe gar kein Problem«) abgewehrt. Die Abwehrorganisation steht hierbei in der Stärke proportional zum subjektiv gefühlten Mangel-Erleben. Aus diesem Grund ist es in der Behandlung von Betroffenen immer eine Abwägung, wie stark die Abwehr benannt werden kann oder inwieweit wir Behandler mit der Abwehr *mitgehen*, d.h. diese wahrzunehmen, ohne sie zu konfrontieren. Ein Merkmal in der Beziehungsgestaltung von Betroffenen ist, dass sie, sobald die Beziehung subjektiv bedrohlich wird, nicht mehr in den Kontakt zurückfinden. Dies führt auch zu häufigen (und auch nicht vermeidbaren!) Behandlungsunter- und -abbrüchen in der Suchtbehandlung. Dem Rückfall geht meist ein »realer oder phantasierter Objektverlust« (Rost 2009, S. 226; s. auch Heigl-Evers 1991) voraus.

Aus dem Gefühl der inneren Schlechtigkeit entstehen diffus erlebte Schuld- und Schamgefühle sowie ein Mangel an Selbstachtung. Diese werden durch einen sadomasochistischen Modus der Verarbeitung zu bewältigen und zu lindern versucht (s. Abschn. »Der sadomasochistische Modus«). Aus den ambivalent besetzten Beziehungserfahrungen resultiert wiederum eine »undifferenzierte Hassliebe« (Glover 1933; s. auch Rost 2009, S. 89). In der Beziehung besteht sowohl der Wunsch nach Verbindung und Symbiose einerseits als auch nach Trennung andererseits. Diese Affekte würden »gleichzeitig«, »chaotisch« und »nicht kommunizierbar« erlebt (Voigtel 1996, S. 722). In den Therapien fallen Patienten mitunter durch eine wenig differenzierte Körper- und Gefühlswahrnehmung auf. Hinzu kommt eine kaum ausgebildete Symbolisierungs- und Mentalisierungsfähigkeit. Die Affekte und Empfindungen sind für Betroffene »diffus überflutend« (Heigl-Evers 1991, S. 174). Worte für inneres Erleben zu finden ist schwierig und auch Zusammenhänge zwischen Gefühlen und Ursachen werden ohne Hilfe kaum erkannt. Schwierige Gefühle und Empfindungen sind bedrohlich und müssen deshalb weg! Genauso möchte der betroffene Klient, dass sein Alkoholproblem verschwindet und auch in Zukunft auf keinen Fall mehr Thema sein wird. Das funktioniert natürlich nicht, weil die Abhängigkeit ein Lebensthema bleibt, eng verwoben mit der inneren Dynamik der Person, unabhängig davon, ob man abstinent lebt, reduziert oder kontrolliert trinkt oder wieder in alte Trink- und Verhaltensmuster zurückfällt.

Die Beziehungserfahrungen sind deshalb ambivalent, weil das Kind bei erlebter Frustration gleichzeitig in absoluter Abhängigkeit zu den eigenen Eltern steht. Die primäre »Aufgabe« des Kindes in der Entwicklung ist die Sicherung der Bindungsbeziehung zu den Eltern (Heller & LaPierre 2013). Je nach Qualität der Beziehung ergeben sich daraus spezifische Strategien des Kindes, welche sich im Rahmen einer lebensnotwendigen Anpassung als Abwehr- und Persönlichkeitsstruktur niederschlagen. Auffällig in der Behandlung von betroffenen Klienten ist, dass sie häufig die Beziehung zu ihrer Mutter fast paranoid anmutend schützen. Die Beziehung ist so fragil und für das psychische Gleichgewicht wichtig, dass sie sich keine differenzierte Reflexion diesbezüglich leisten können! Denn dies würde eine innerpsychische Distanz voraussetzen, die sich trennend und damit wie ein vorübergehender innerer Verlust dieser Bezugsperson anfühlen würde. Möglicherweise sind auch alle weiteren Bezugspersonen entweder enttäuschend, frustrierend oder versagend. Dieser zusätzlich Objektverlust wäre kaum auszuhalten, wenn es keine weiteren positiven und tragenden Objekte gibt und der Betroffene mit der Mutter noch emotional verschmolzen ist. Der Patient wäre dann tatsächlich *mutterseelenallein* und von allen verlassen. Wäre dann auch noch der Rückgriff auf den Konsum des Suchtmittels als Ersatzobjekt im Rahmen einer Behandlung erschwert, können Betroffene in eine suizidale Krise geraten (Rost 2009, S. 245). Obwohl bei Alkoholabhängigen im Vergleich zur Normalbevölkerung eine 50 Prozent höhere Wahrscheinlichkeit besteht, Suizid zu begehen (Schreiber 2016, S. 47), erfolgen tatsächliche Suizide in der stationären Behandlung sehr selten. Der »Absturz« als autodestruktive Handlung wirkt gewissermaßen als Puffer und relativer Schutzfaktor für einen tatsächlichen Suizid. Hier wird der funktionale Aspekt der Sucht als Abwehrmechanismus deutlich. Wir müssen uns stets die Frage stellen: Welche alternativen Strategien bleiben Betroffenen über das Suchtmittel hinaus, ihre Gefühle zu regulieren und sich weniger allein und verlassen zu fühlen? Wir müssen sehr behutsam mit Patienten umgehen, die ihre zentralen Beziehungen so sehr schützen müssen. Wir dürfen nicht ehrgeizig werden, dieses Muster zu durchbrechen. Wir können es wahrnehmen und an geeigneter Stelle behutsam ansprechen. Wenn sich Betroffene in schweren narzisstischen Krisen befinden und nichts haben, worauf sie sich verlässlich beziehen können, auch nicht mehr die Sucht, bleibt möglicherweise nur noch der Suizid als Ausweg aus dieser nicht aushaltbaren Situation. In diesen äußerst vulnerablen Zuständen gilt es, die Abwehr der Patienten zwar zu bemerken, sie aber zuzulassen.

Das ideale Objekt In der frühen Entwicklung ist eine Idealisierung unserer Bezugspersonen grundlegend. Der süchtige Klient hat den fehlenden »perfekte[n] Andere[n]« (Nitzgen 2012, S. 292) und das ideale Objekt noch nicht aufgegeben. Die Sehnsucht nach der *absoluten Erfahrung* (Schreiber 2016) bleibt weiterhin bestehen: nach Rausch, Auflösung der Grenzen und Selbsterhöhung. Unsere Mitmenschen enttäuschen jedoch, da sie nicht ideal sind: nicht immer verzeihend, versorgend, verfügbar und verstehend. Auch sie können nicht die frustrierten Beziehungserfahrungen ersetzen. Als diffuse innere Sehnsucht wirken die Enttäuschungen in die Beziehungen hinein. Wenn wir jedoch erwarten, dass uns unsere Mitmenschen so bedingungslos spiegeln und lieben, wie wir das als Kinder von unseren Eltern erwarten würden, sind reale Beziehung dazu verdammt, enttäuschend zu bleiben. Dies führt zu einer Vermeidungshaltung in der realen Begegnung. Eine regelrechte »Begegnungsangst« (Dörner et al. 2007, S. 260) im menschlichen Kontakt entsteht. Der Konsum fördert die Isolation und Abkapselung, die als Antwort auf diese Angst verstanden werden können. Der Konsum hüllt den Betroffenen in einen Cocon, der ihn vor echtem Kontakt und weiteren Enttäuschungen schützt – er wickelt sich ein. Das entlastet bei einer diffus und ständig gefühlten hohen »Unlustspannung« und einer damit verbundenen »hochgradigen Intoleranz gegenüber Unlust« (Radó 1934; s. auch Rost 2009, S. 42). Im Sinne einer Kompromissbildung wird das ideale Objekt im Suchtmittel gesucht. Es ist immer verfügbar, die Symbiose und Einverleibung damit ist immer möglich. Es tröstet, besänftigt und entspannt. Das mangelnde Selbst- und Selbstwerterleben wird durch *Selbst-Stimulation* – im Sinne einer Auto-Regulation – zu kompensieren versucht (Voigtel 1996, S. 720). Durch den Alkohol wird die Illusion aufrechterhalten, dass die »gute Mutter« noch da sei, so wie ein Schnuller als Übergangsobjekt dem »Baby das Phantasieren der Brust erleichtert« (Voigtel 1996, S. 721).

Manchmal wird vom Suchtmittel auch als *»giftige Muttermilch«* gesprochen. Der Alkohol füllt hier das Loch, welches ein fehlendes *menschliches Liebesobjekt* hinterlassen hat. Manche Aussagen von Betroffenen, wie sich die Wirkung von Alkohol anfühlt, gleichen tatsächlich in ihrer Qualität einer Liebeserklärung.

FALLBEISPIEL

Ich werde nie die Schilderungen einer älteren Patientin vergessen: All ihre Existenzqualen schienen gelöst zu sein, wenn sie nur daran dachte, wie sich allmählich die wohltuende Wärme des Wodkas in ihrem Bauch ausbreitete. Ich wagte es kaum, die Innigkeit, ja fast Schönheit dieser Schilderung zu stören. Diese Qualitäten fehlten hingegen beim Erleben zwischenmenschlicher Intimität und Beziehungen. Diese Funktion, die normalerweise menschliche Kontakte erfüllen, übertrug sie auf das Suchtmittel. Es wurde libidinös besetzt.

Dem Suchtmittel wird dann eine geradezu »magische Kraft« (Wurmser 1997, S. 175) zugeschrieben. Der Rausch führt über eine »Resomatisierung« (Voigtel 1996, S. 718) in eine Regression: Er wärmt, vermittelt Geborgenheit, erhöht und sättigt und führt in ein »diffuses organismisches Wohlbefinden« (Heigl-Evers 1991, S. 169). Grenzen lösen sich angenehm in einer symbiotischen Verschmelzung auf. Zusätzlich werden diffus bedrohliche Ohnmachts- und Verlassenheitsgefühle (Voigtel 1996, S. 733) gelindert.

Im Rahmen einer Behandlung helfen wir dem Patienten, sich wieder zu entwickeln. Und das geht nur über die »Reconnection« (Hari 2015) im menschlichen Kontakt. Die Beziehungslosigkeit in der Gruppe und im Kontakt ist häufig spürbar. Wir Therapeuten müssen uns mit unserer eigenen *Begegnungsangst* auseinandersetzen, unserer eigenen Angst vor Nähe und der eigenen Angst davor, enttäuscht oder abgelehnt zu werden. Nur so geraten wir nicht selbst in eine Kontaktvermeidung. Wir dürfen nicht in die Falle tappen, uns als ideales Objekt anzubieten, d. h. immer verstehend, alles haltend, lieb und gewährend – so wie das Suchtmittel. Therapie darf nicht konsumiert werden, also kein bloßer Suchtmittelersatz sein!

FALLBEISPIEL

Eine Seminarteilnehmerin schilderte ein inneres Bild, das ihr während der Behandlung in einer Gruppe mit Betroffenen kam: Sie erlebte die Patienten wie ein Gefäß mit einem Loch im Boden. Alles, was sie an Energie »reinsteckte«, würde gefühlt durch dieses Loch wieder entweichen.

Wir Behandler müssen einen echten Kontakt anbieten und dürfen dabei auch fehlbar sein. Wir dürfen unsere Patienten nicht schonen, sondern sollten sie fordern und ermutigen, selbst initiativ und aktiv zu sein. Nur so können sie langsam ihren unbewussten Wunsch nach einem idealen Objekt aufgeben – zugunsten realer Vorstellungen, wie Beziehung funktionieren kann. Dazu gehört auch die schmerzhafte Einsicht, dass Beziehungen enttäuschend sein können und wir auch manchmal für andere enttäuschend sind. Menschen mit einer Suchterkrankung müssen, mehr noch als andere, lernen, dies auszuhalten und als eine unumgängliche Tatsache von Beziehungen zu akzeptieren. Sie können die Lernerfahrung machen, dass Abhängigkeit und Unabhängigkeit in ein und derselben Beziehung möglich sind. Die Sucht besteht in einer forcierten Unabhängigkeit innerhalb menschlicher Beziehungen und einer absoluten Abhängigkeit zum »unbelebten Objekt«. Die Therapie läuft über eine »Reconnection« menschlicher Beziehungen. »Das Gegenteil von Sucht ist nicht Abstinenz, sondern Verbindung« (Hari 2015). Der Konsum wickelt ein, durch den Kontakt und die damit einhergehende Öffnung entwickeln wir uns wieder. Dazu gehört die Einsicht, letztendlich doch abhängig von menschlichen Beziehungen zu sein. Die Herausforderung besteht darin, sich weder von diesen verschlingen zu lassen noch sich in ihnen zu verlieren. Abhängigkeiten können unterschiedlich reif sein. Dazu Wolf Büntig[5] in einem Vortrag: Ein Baby ist abhängig von der Muttermilch. Es wird schrittweise immer unabhängiger in Bezug auf die Einnahme. Erst kann es das Fläschchen nehmen, später andere Kost, dann wird es gefüttert und kann schließlich selbst mit Besteck essen. Die Abhängigkeit von der Nahrung bleibt jedoch bestehen!

Unabhängigkeit und Abhängigkeit Mehr noch als andere haben Menschen mit Suchterkrankungen das ausgeprägte Motiv,

---

5 Vortrag im Rahmen des Seminars »Wesen und Charakter«, gehalten am 20.10.2015 im ZIST, Penzberg.

»Unabhängigkeit zu genießen, ohne Abhängigkeit zu gefährden« (Dörner et al. 2007, S. 260). Die Angst vor Selbstverlust bei zu viel Nähe kann genauso groß sein wie die Angst vor Objektverlust bei zu viel Distanz (Mentzos 2015). Das Suchtmittel stellt hier einen Kompromiss dar. Es ermöglicht das gleichzeitige Erleben von Unabhängigkeit und Abhängigkeit. Zwar geschieht dies in einer einseitigen Beziehung zu etwas Unbelebten, jedoch ist die Nähe zum Suchtmittel immer verfügbar. Das ist bei menschlichen Beziehungen anders. Dies führt dazu, dass Behandlungen häufig abgebrochen werden oder es zu heftigen Rückfällen kommt, wenn es gerade anfängt, in der Therapie »gut zu laufen«. Den Patienten wird es zu nah, die Beziehung wird bedrohlich. Also »entziehen« sie sich dieser wieder. Wir Therapeuten bleiben dann verwirrt zurück. In der Gruppentherapie führt diese Dynamik zu »therapeutisch schwer handhabbaren Umschwüngen« von Symbiose und Konfluenz einerseits (»Wir sind die beste Gruppe! Hier gibt es keine Konflikte!«) und Beziehungslosigkeit sowie »Fragmentierung« der Mitglieder andererseits (»Die anderen gehen mich nichts an. Jeder ist für sich hier! Persönliches gehört hier nicht hin«) (Nitzgen 2012, S. 292). Dies ermöglicht kompromisshaft, die eigene Autonomie bei drohendem Selbstverlust zu bewahren. Unsere Klienten möchten in ihrer Eigenart sein können, ohne aber aus dem Beziehungsnetz zu fallen.

Der »sadomasochistische Modus« Die Sucht ist oft ein »sadomasochistischer Modus« der Konfliktverarbeitung. Nach Mentzos (2015, S. 173 ff.) ist dieses Wissen für eine gelingende Behandlung der Sucht wesentlich. Der sadomasochistische Modus ist ein Lösungsversuch, mit der innerlich gefühlten und quälenden »allgemeinen Schlechtigkeit« umzugehen. Nach frühen psychoanalytischen Vorstellungen versucht der Betroffene unbewusst, seine schlechten und »bösen« inneren Anteile durch das Suchtmittel zu vergiften (Rost o.J., S.9). Aus dieser Qualität des Selbstbezugs resultiert ein »unbewusster Strafwunsch« (Voigtel 1996, S.722). Der Abhängige versucht in seiner unbewussten Fantasie, die bösen Introjekte zu zerstören, um so von ihnen befreit zu werden. Der Kampf wird jedoch nicht nur im Innen, sondern auch im Außen, z.B. gegen Helfende, geführt. Betroffene müssen das Objekt »zerstören [...] wie ihr eigenes Selbst«, wenn dieses ihnen zu nahe kommt. Sie können sich emotional nicht ausreichend getrennt vom Anderen erleben. Die »große Angst vor der Nähe« ist beim Betroffenen insofern durchaus funktional, da andere infolge dessen tendenziell auf Distanz gehalten und damit »vor seiner eigenen Destruktivität« geschützt werden (Rost 2009, S.243). Ein Umgang mit den bösen Introjekten kann jedoch nur verändert werden, indem dieser Modus benannt, tief erkannt und verstanden wird.

Die Sucht selbst hat einen sadomasochistischen Charakter: Sie tröstet und entspannt, sie ist aber auch destruktiv und selbstzerstörerisch. Der Rausch ist dabei sprichwörtlich genauso »ernüchternd« wie die Beziehungserfahrungen. Der Abhängige wird auch von der Wirkung des Suchtmittels »wieder verlassen und enttäuscht« (Krystal & Raskin 1983, S.74; s. auch Voigtel 1996, S.720).

Bei manchen Patienten entwickelt sich eine regelrechte »masochistische Orgie«[6] (Rost 2009, S.43): So zeigte mir beispielsweise ein Banker verstörende Fotos von seiner verwahrlosten Wohnung, in der sich die Bierdosen bis zur Decke stapelten und überall Kotreste erkennbar waren. Sowohl die Verwahrlosung als auch die Trinkeskapaden des Patienten führten immer wie-

---

6 Rost hat den Begriff von Radó (1934) übernommen, der sich damit ursprünglich auf Auswüchse innerhalb von Alkoholentzügen bezog. Dieser Begriff scheint jedoch auch für die selbstzerstörerischen Handlungen im Rahmen der Suchterkrankung zutreffend.

der zu lebensbedrohlichen Situationen. Dieses Extrembeispiel zeigt das unglaubliche destruktive Potenzial der Sucht. Ich habe einige Patienten auch sagen hören, dass die Behandlung nun die gerechte »Bestrafung« für ihre lange Sucht sei. Ein Patient sprach von einer verdienten »Selbstgeißelung«, er hätte es ja nicht anders »verdient«. Ein anderer Patient flehte vor einer Behandlung, wir könnten ihm alles wegnehmen, nur nicht seine Familie. Devot und schuldbewusst war er bereit, sich selbst für seine Verfehlungen strafen zu lassen. Andere passen sich sofort an die vermeintlichen Erwartungen der Behandler und Klinik an und unterwerfen sich pflichtbewusst den Regeln. Sie fallen als Patienten nicht auf. Oder sie identifizieren sich starr mit den Regeln, übernehmen die Rolle des strengen »Regelwächters« und entlasten damit ihr mächtiges und strafendes Über-Ich.

Im Erleben des Entzugs als Buße und Strafe wird der Betroffene kurzzeitig von »quälenden Schuldgefühlen« (Rost 2009, S. 101; s. auch Voigtel 1996, S. 723) befreit, welche ihn wegen seiner empfundenen inneren »Schlechtigkeit« plagen. Diese Dynamik führt auch zu einer autodestruktiven Tendenz des Abhängigen: Eine Seite möchte leben und eine Seite fühlt sich dem Tod näher. Die Abhängigkeit gleicht häufig einem Suizid auf Raten. Daher behauptet Rost (o. J., S. 3 f.), dass Suchttherapie »unter der ständigen Gegenwart des Todes stattfindet«. In der wiederholten Inszenierung des eigenen Versagens schlummert unbewusst die Fantasie, irgendwann einmal genug gestraft worden zu sein, »damit man endlich geliebt werden könne«; diese Dynamik würde häufig auch im Rahmen der erfolgreichen Nüchternheit weitergeführt: in Form einer »Neigung zu schwereren Unfällen oder Krankheiten« (Voigtel 1996, S. 722 f.). Roland Voigtel zeichnet weiter eine recht düstere Perspektive: Einige Patienten machten nur deshalb eine Entzugsbehandlung, damit die erlebte Rauschwirkung, welche durch die entstandene Toleranzentwicklung gehemmt wurde, wieder stärker erlebt werden kann (Voigtel 1996, S. 218).

Die Therapie kann nicht nachhaltig erfolgreich sein, wenn die sadomasochistische Kerndynamik der Sucht in der Behandlung weitergeführt wird (Mentzos 2015, S. 175). Die Patienten sind nicht »ganz« da. Dieses Muster kann erst aufhören, wenn Patienten die Behandlung nicht als Bestrafung und die Abstinenz nicht mehr als schmerzhaften Verzicht sehen, den sie »nicht besser verdient« haben. Dazu muss zunächst gemeinsam verstanden werden, welche innerpsychische Funktion das Suchtmittel übernimmt.

MERKE

Unter diesem Aspekt stellen die *Rückfallbesprechungen* und die damit verbundenen drohenden *Entlassungen* ein therapeutisches Dilemma dar. Disziplinarische Entlassungen stärken ja das »böse Introjekt«, da sie eine abermalige Ablehnung darstellen und damit die Überzeugung verfestigen, doch nicht liebenswert zu sein. Entlassungen können für die Institution sinnvoll und notwendig sein, füttern jedoch »die Linie einer sadomasochistischen Selbstzerstörung« (Rost 2009, S. 227).

Abwehr oder *Widerstand* können in der Therapie nicht durchbrochen werden, genauso wie das beschriebene Muster. Wir können nicht *durch die Abwehr* gehen. Das zu verhindern ist ja die Aufgabe der Abwehr. Wir müssen sie an geeigneter Stelle dem therapeutischen Dialog zugänglich machen. Wenn sich unsere Patienten ihrer eigenen autodestruktiven Tendenzen bewusst werden und spüren, wie sie sich selbst damit schaden, und sie den Weg aus der Sucht als selbstbestimmt und als Gewinn für ihre Lebensqualität ansehen können, sind die ersten Schritte getan, den Kreislauf der sadomasochistische Dynamik zu beenden. Dann ist die Arbeit an den inneren Themen möglich und die innere Spaltung hört auf. Dann ist der »nüchterne Teil« einer Person nicht lieb, angepasst, erfolgreich und immer freundlich und der »süchtige Teil« destruktiv, aggressiv, chaotisch und »sich gehen lassend«. Dann können beide Seiten mehr und mehr in die Persönlichkeit integriert werden. Hilfreich ist, wenn wir unseren Klienten als Therapeuten deutlich machen, dass sie uns so willkommen sind, wie sie sind. Sie müssen uns nicht schonen. Wir sind an ihnen *»ganz«* interessiert. Ganz im Sinne C.G. Jungs, der sagte, dass es nicht darum gehe, gut, sondern ganz zu sein. Mit dieser Haltung kann ein langer, aber lohnender Weg der Persönlichkeitsentwicklung beginnen. Die Abstinenz ist der Anstoß dafür, sie ist nicht das Ziel der therapeutischen Veränderung. Abstinenz ist häufig ein notwendiger Weg, um ein besseres Leben und bessere Beziehungen zu ermöglichen.

Im Zusammenhang mit dieser Dynamik tritt sehr selten der *»masochistische Triumph«* auf. Gelegentlich kommt es zu Machtkämpfen zwischen Patienten und Behandlern. Es kann vorkommen, dass Patienten entweder eine Verschlechterung der Symptomatik inszenieren, den Therapieprozess torpedieren oder aber den Fortschritt der gesamten Behandlung abwerten (»die Therapie hier hat mir überhaupt nichts gebracht«). So »triumphieren« sie im Rahmen dieses Machtkampfes über uns Behandler, indem sie uns spiegeln, wie wirkungslos unsere Arbeit ist. Dieser »Triumph« ist deshalb »masochistisch«, weil der Patient sich dadurch selbst schadet und auch gemachte Therapieerfolge nicht zu sich nehmen darf. Eine solche Dynamik ist ähnlich wie die psychische Abwehr nicht zu durchbrechen. Man muss sie aus *fürsorglicher Haltung heraus* ansprechen, um sie so der gemeinsamen Reflexion zugänglich zu machen.

Diese komplexen möglichen Dynamiken im Zusammenhang mit der Sucht machen deutlich, dass die Lösung des Problems nicht in der alleinigen Abstinenz liegen kann. Voigtel (1996,

S. 722) beschreibt die Anfälligkeit abstinenter Patienten für Unfälle oder schwere Erkrankungen. Die autodestruktive Tendenz wird einfach unter einem anderen Vorzeichen weitergeführt. Das Hochgefühl – die »rosa Wolke« (Schreiber 2016, S. 81) –, das die Patienten während der stationären Behandlung begleitet, hört häufig dann auf, wenn das schützende und versorgende Setting wegbricht.

FALLBEISPIEL

Ich habe über längere Zeit einen ambulanten Patienten begleitet, der seit Jahrzehnten abstinent lebte. Dies war ihm aufgrund seiner Gewissenhaftigkeit und einer Art Autoritätsgläubigkeit möglich. Allerdings blieben die inneren Konflikte unbearbeitet und unbewusst, was ein Leben in völliger Freudlosigkeit nach sich zog. Sein Sozialleben glich einer regelrechten Beziehungswüste. Wenn ich ganz ehrlich bin, hatte ich manchmal die Fantasie, der Patient solle doch wieder etwas trinken, um wenigstens ein paar tragische Momente des Hochgefühls zu erleben.

MERKE

Abstinenz alleine ist nicht die Lösung. Denn sie führt uns in vielen Fällen erst das Unglück vor Augen, weshalb jemand überhaupt so viel trinken musste. An diesem Punkt beginnt der therapeutische Prozess der Persönlichkeitsentwicklung.

3 Der stationäre Behandlungsrahmen

»Es ist leichter, einer Begierde ganz zu entsagen, als in ihr Maß zu halten.«

MERKE

Für die Behandlung ist folgende therapeutische Haltung grundlegend: Abstinenz sowie jede Änderung des Trinkverhaltens sind eine Leistung!

Ziel jeder Behandlung sollte es sein, dies den Betroffenen und Angehörigen zu vermitteln, da es motivierender ist als die Angst vor dem erneuten Scheitern!

Fleckenstein et al. (2020) haben eine eigene *Kurzzeitintervention für die Suchtbehandlung* mit dem Schwerpunkt einer *»leistungssensiblen Haltung«* entwickelt. Vielfach steht die Behandlung anfänglich unter keinem guten Stern: Abhängige schützen sich aufgrund mächtiger Schamgefühle durch Selbstüberschätzung (»Rückfälle sind bei mir kein Thema«) oder Bagatellisierungen (»wenn ich die anderen hier sehe, dann habe ich ja nur ein kleines Problem«). Betroffene bekommen häufig von ihren Angehörigen rückgemeldet: »Hör doch einfach auf zu trinken.« Dahinter steckt ein Denkfehler, denn die Angehörigen gehen von einer »Gleichheitserwartung« (Fleckenstein et al. 2020) in Bezug auf die Voraussetzungen für eine Abstinenz aus. Jemand, der über viele Jahre hinweg eine Abhängigkeit entwickelt hat, kann nicht so einfach aufhören. Sein »natürlicher Zustand« ist es, zu trinken. Abhängige müssen sich selbst stark kontrollieren, wenn sie mit dem Suchtmittel konfrontiert werden – und dem starken Wunsch, zu trinken, dennoch widerstehen. Das kostet Kraft. Und es funktioniert nur, wenn die Motivation stimmt, Stressspitzen vermieden werden und Betroffene für eine möglichst balancierte Alltagsgestaltung sorgen. Die Klinik ist dafür ein gutes Übungsfeld: Sie ermöglicht Distanz zu den heimischen Konfliktfeldern. Bei Stress verfügen wir über weniger »inneren Raum« und greifen auf hochautomatisierte Verhaltensweisen zurück. Wenn diese dann noch – wie der Alkohol – eine angst- und stresslindernde Wirkung haben, wird es schwierig, dem etwas entgegenzusetzen. Daran müssen wir uns, unsere Patienten und deren Angehörige immer wieder erinnern.

3.1 Behandlungsvoraussetzungen

Für den stationären Aufenthalt gibt es bestimmte Behandlungsvoraussetzungen, die immer wieder überprüft werden müssen. Dazu gehört z.B. die völlige *Abstinenz von allen Suchtmitteln*. Vor der Behandlung sollte den Patienten gut nachvollziehbar erklärt werden, warum ein Beikonsum anderer Substanzen der Therapie im Wege steht.

Abstinenz von allen (illegalen) Suchtmitteln und Benzodiazepinen Immer wieder konsumieren Patienten an den Wochenenden während der stationären Behandlung andere Suchtmittel, z.B. Cannabis oder Benzodiazepine; sie können sich nicht vorstellen, darauf zu verzichten. Einer meiner Patienten sah im Cannabiskonsum »überhaupt kein Problem«. Er wollte Cannabis auch an den Klinikwochenenden konsumieren, weil er die Einsamkeit am Samstagabend nur so aushalten würde. Hier wird deutlich, dass der Cannabiskonsum eine Verhaltensänderung erschwert. Er möchte sich ja eigentlich ein neues soziales Umfeld aufbauen und aktiver werden. Würde er kein Cannabis mehr konsumieren, wäre er gefordert, Samstagabend andere Pläne zu machen.

Bei manchen Patienten kann es zu einer *Suchtverlagerung* kommen, andere sehen das *Rückfallrisiko* in Bezug auf Alkohol durch den Konsum von z. B. Cannabis bis zuletzt nicht erhöht. Das kann im Einzelfall auch zutreffen. Für den Zeitraum der stationären Behandlung müssen sie jedoch auf alle Suchtmittel verzichten. Wenn sich dies ein Patient unter keinen Umständen vorstellen kann und dafür die Behandlung riskiert, sollte man mit ihm besprechen, ob er das Suchtpotenzial vielleicht doch unterschätzt. Ich stelle Betroffene dann offen vor die Wahl, ob ihnen die Behandlung oder der Konsum wichtiger ist. Natürlich können sich die Patienten nach der Behandlung dafür entscheiden, weiter zu konsumieren. Meiner Erfahrung nach verspüren aber viele Patienten nach der stationären Behandlung überhaupt kein Verlangen mehr nach anderen Suchtmitteln und sind zusätzlich motiviert, diese zunächst beiseitezulassen.

Konsumereignisse mitteilen Eine weitere Voraussetzung ist die Offenheit, über Konsumereignisse zu sprechen. Konsumereignisse an sich gehören zum Krankheitsbild. Sie sind kein »Drama«. Ich sage Patienten auch, dass wir Therapeuten das häufig erleben und damit gut umgehen können. Voraussetzung für die Offenheit der Patienten ist, dass sie unsere offene, wertfreie und forschende Haltung klar spüren. »Niemand ist so gewohnt, bewertet zu werden, wie der Abhängige. Daher: nur wenn ich jede Wertung verweigere, stattdessen vollständig wahrnehme und alles ernst nehme, kann der Patient sich selbst bewerten, selbst

Unterscheidungen, später Entscheidungen treffen, sich selbst einen Wert beimessen« (Dörner et al. 2007, S. 261). Es ist für sie intuitiv spürbar, ob wir ihnen nicht doch insgeheim grollen, sie verurteilen oder enttäuscht sind. Menschen mit Suchtproblemen haben viele (gute) Gründe, nicht die Wahrheit zu sagen: Sie wollen andere nicht enttäuschen, keine Konflikte heraufbeschwören, sich das eigene »Versagen« nicht eingestehen oder sich vor mächtigen Schamgefühlen schützen. Vielleicht hat man es ja so »gut« miteinander und möchte das nun nicht durch einen »Fehltritt« gefährden.

FALLBEISPIEL

Zu einer »Fallvorstellung« kam ein Patient, bei dem sich immer wieder jahrelange Phasen der Abstinenz und lebensgefährliche »Abstürze« abwechselten. Er sagte, dass seine ambulante Suchttherapie »wunderbar« sei. Sie hätten intellektuelle Gespräche »voller Tiefgang«. Aber von einem Rückfall könne er seinem Therapeuten nicht erzählen. Der Gesichtsverlust wäre zu groß. Er hätte sich in Beziehung zu seinem Therapeuten zu sehr auf die Rolle des »souveränen Intellektuellen« eingespielt. Auf die Nachfrage, was der Therapeut hätte tun können, um eine Besprechung der Konsumereignisse oder auch des Verlangens danach zu ermöglichen, wusste er keine Antwort.

Wir wissen nicht, ob bei diesem Patienten mit einer guten Vorbereitung eine Besprechung der Konsumereignisse und damit eine tiefere Therapie der Suchtproblematik möglich gewesen wäre. Dennoch zeigt mir dieses Beispiel, wie wichtig es ist, mit unseren Patienten früh – und immer wieder in der Therapie – zu klären, dass dies Teil der Therapie ist. Wenn wir als Therapeuten die »guten Gründe« für den Konsum verstehen, können wir besser damit umgehen, dass trotz ehrlicher »Einladung« von unserer Seite heimlich getrunken wird. Diese »Einladung« muss in den ersten Gesprächen im Rahmen der Therapievorbereitung stattfinden: Wir können die Patienten offen fragen, ob sie es erzählen würden, wenn sie konsumieren. Wenn wir ein Zögern bemerken, können wir uns dafür interessieren, was sie daran hindern würde. Wir können Ihnen versichern, dass wir sie dafür nicht verurteilen werden. Wir entlasten sie, wenn wir mitteilen, dass wir damit Erfahrung haben und gut damit umgehen können. Wir können auch erklären, warum es für eine Veränderung in Bezug zu sich und den eigenen Schwierigkeiten wichtig ist, offen zu sein und auch über das zu sprechen, was schwierig ist. Die »guten Gründe« des Konsums rechtfertigen natürlich keine Lügen. Diese führen ja zu Konflikten und Misstrauen und letztendlich dazu, dass Beziehungen in die Brüche gehen. Konsumereignisse während der stationären Behandlung gehören zu einigen Verläufen dazu.

Konsumkontrollen Das Besondere bei der stationären Suchtbehandlung ist, dass unangekündigte Kontrollen fester Bestandteil der Therapie sind. Anfänglich war ich sehr zögerlich, z. B. Urinproben (UP) anzuordnen. Vertrauen ist für mich ein wesentlicher Bestandteil meiner therapeutischen Haltung, da ich zunächst mit der inneren Welt der Patienten mitgehe, unabhängig davon, wie verzerrt diese organisiert ist! Mit zunehmender Erfahrung war ich überrascht, dass viele Patienten diese Kontrollen schätzten: Einerseits hatten abstinente Patienten so einen klaren Nachweis für ihre Abstinenz. Andererseits wollten sehr unsichere Patienten UP-Kontrollen nach dem Wochenende als zusätzlichen »Schutz« vor dem Konsum. Es gibt jedoch auch Patienten, die irritiert schauen, wenn ich eine Kontrolle anordne. Ihr Blick sagt dann: »Eigentlich vertrauen sie mir gar nicht und denken, ich lüge Ihnen ins Gesicht!« Ich folge hier einer Haltung von Dörner, der das Motto »Vertrauen ist gut, Kontrolle ist besser« für die Suchttherapie umkehrt: »Kontrolle ist gut, Vertrauen ist besser« (Dörner et al. 2007, S. 268). Ich sage gerne, dass ich nicht ihnen misstraue, wohl aber der Sucht. Und das stimmt!

Die positive Urinprobe, nachdem der Konsum geleugnet wurde, ist häufig der einzige Weg, wieder in einen therapeutischen Kontakt zu kommen. Es bringt für den therapeutischen Veränderungsprozess nichts, wenn ich investigativ werde und den Klienten zu »Geständnissen« verleite. Wir müssen immer wieder geduldig eine Einladung aussprechen und erklären, warum dies für das gemeinsame Ziel der Veränderung wichtig ist. Häufig sind Patienten erleichtert, wenn sie über einen schambehafteten Rückfall sprechen konnten. Sich zu öffnen und mitzuteilen wirkt immer entlastend. Etwas geheim zu halten, trennt und belastet. In einem Seminar wies eine Teilnehmerin darauf hin, wie wichtig es ist, nicht mit der Erwartung, angelogen zu werden, in die Therapien zu gehen. Wir wollen die therapeutische Beziehung aus einer grundsätzlichen Haltung des Vertrauens und nicht des Misstrauens heraus aufbauen. Gleichzeitig müssen wir uns dessen bewusst sein, dass Lügen auch ein Teil der Suchterkrankung sind. In diesem Fall ist das keine moralische Kategorie. Der Grat zwischen Vertrauen und einem gesunden Misstrauen ist eine der anspruchsvollsten Herausforderungen in der Suchttherapie.

Manchmal sind die Kontrollen die einzige Chance, wieder eine authentische therapeutische Beziehung herzustellen. Sie können verhindern, dass die Sucht mit ihrer eigenen Intelligenz und Logik die Therapie auf Glatteis führt. Das funktioniert natürlich nur, wenn man sich vorher gegenseitig darauf verständigt hat. Urinproben ordne ich gern vor dem Gespräch an, sodass bei den Patienten nicht der Eindruck entsteht, aus dem Gespräch heraus sei ein Misstrauen in mir gewachsen.

Konsumereignisse in der Therapiegruppe reflektieren Eine weitere Behandlungsvoraussetzung ist, dass Patienten Konsumereignisse in der Therapiegruppe besprechen. Obwohl sie dafür in den Behandlungsvereinbarungen ihre Unterschrift geben, fürchten sich einige Patienten immer wieder davor. Sie haben Angst, ausgestoßen zu werden oder im Ansehen bei den anderen zu sinken.

Ein Patient sagte mir: *»Ihnen gegenüber bin ich ehrlich. Ich möchte ja vorankommen. Den anderen Patienten habe ich jedoch schon gesagt, dass mein Wochenende gut lief. Ich kann und werde das also nicht in der Gruppe ansprechen.«* Dies ist eine heikle Situation, denn der Patient möchte sich ja vor Scham und Kritik schützen, er will seine Selbstachtung nicht verlieren. Wir müssen hier nachvollziehbar und klar argumentieren. Wenn wir anfangen, hierarchisch zu kommunizieren, indem wir »von oben nach unten« Anweisungen erteilen, wird sich der Patient kontrolliert fühlen und seine Selbstachtung wird sich weiter verringern. Niemand wird gern kontrolliert! Wenn das Vorgehen nicht genau nachvollziehbar ist, entziehen sich Patienten der wahrgenommenen Kontrolle und ein »Katz-und-Maus-Spiel« beginnt. Wir befinden uns dann im gleichen Teufelskreis wie die Patienten mit ihren Angehörigen. In dieser Dynamik »gewinnt« der »Schlauere«. Therapeutische Veränderung ist auf dieser Ebene nicht möglich.

Idealerweise erleben die meisten Patienten diese Kontrollen als wichtigen Bestandteil der Therapie, für die sie sich entschieden haben. Die Kontrollen beschneiden in dieser Haltung weder die empfundene Selbstbestimmung noch verringern sie die Selbstachtung. Würde ich im oben genannten Beispiel von meiner Haltung abweichen, handelte ich »co-abhängig«; ich würde damit das Suchtverhalten – dazu gehört auch das Lügen – des Patienten vor der Gruppe schützen. Inhaltsleere »Befehle« an den Patienten wirken jedoch nicht therapeutisch. Ich erklärte ihm also offen, dass ich co-abhängig handeln würde, wenn ich dies mit ihm vor der Gruppe verheimliche, und damit auch in eine unmögliche Rolle geriete. Weiterhin ginge er damit *aus* dem Kontakt zu den anderen Gruppenteilnehmern. Er wäre nämlich nicht mehr offen. Dies stieß bei dem Patienten auf Widerstand. Er sei ja offen, er könne sich prima mit den anderen unterhalten. Ich entgegnete, dass er offen sei, jedoch das Thema, weshalb er und die anderen hier in Behandlung wären – nämlich die Sucht –, vor der Tür lasse und damit eine authentische Beziehung abbreche. Das Gespräch war mit Sicherheit nicht angenehm. Ich konnte jedoch in meiner Haltung klar und wohlwollend für den Patienten bleiben. Konfrontationen sollten immer aus »fürsorglicher Position« heraus erfolgen. Wir können erst das Bedürfnis des Klienten validieren und dann im Konjunktiv kontrastieren: »Ich kann Ihr Bedürfnis gut nachvollziehen, dass Sie Ihr Gesicht vor den anderen Patienten wahren wollen, aber könnte es nicht sein, dass Sie sich so aus dem Kontakt mit den anderen entfernen und Sie das belasten würde?« Wir sollten viel Verständnis für den Patienten und seine Wünsche äußern. Später zeigte sich der Patient dankbar dafür, dass ich bei meiner Haltung geblieben war, und sehr erleichtert, als er der Gruppe gegenüber offen war. Dies nahm ihm den inneren Druck und führte ihn wieder aus der Beziehungslosigkeit, die ja aus der Verheimlichung resultiert. Darüber hinaus entlastet dies bei Selbstvorwürfen, Schuldgefühlen und man erfährt Unterstützung auf dem Weg zurück in die Abstinenz (s. auch Körkel & Schindler 2003, S. 379). Er bekam ehrliche Rückmeldungen und konnte sich wieder damit verbinden, dass die anderen im gleichen Boot sitzen.

J. W.: Was hältst du von disziplinarischen Entlassungen?

Max Dürr: Im Notfall kann es manchmal für den Betroffenen und die anderen einer Gruppe wichtig sein, wenn eine Behandlung von unserer Seite aus beendet wird. Wichtig dabei ist, dies im gegenseitigen Respekt zu tun und nicht in Form einer Bestrafung. Ich habe mich dabei manchmal schon bei dem betroffenen Patienten dafür entschuldigt, dass wir, um die anderen zu schützen, eine Behandlung beenden müssen. Im Grunde würde ich allen wünschen, dass sie mit dem eigenen Scheitern sehr geduldig umgehen können und ihre Bemühungen nicht aufgeben.

Erkennbare Veränderungsmotivation hinsichtlich des Suchtmittelkonsums Eine weitere Behandlungsvoraussetzung ist die, dass Patienten auf dem Weg sind, eine *Änderung ihres Suchtverhaltens* zu erwirken. Es ist nicht sinnvoll, die Behandlung nach x Konsumereignissen abzubrechen. »Disziplinarische Entlassungen« seien häufig »affektgeleitet« (Körkel & Schindler 2003, S. 48). Bei jedem Patienten muss neu entschieden werden: Ist er in Beziehung? Arbeitet er an sich? Oder hat er den Weg verlassen? Ist er zwar weiter hier, aber derzeit nicht motiviert, eine Änderung zu erwirken? Oder hat er Ziele, die keine Indikation für den Aufenthalt darstellen (z. B. Krankschreibung als Voraussetzung für Krankentagegelder)? In diesem Fall muss die Behandlung beendet oder unterbrochen werden. Sie bringt dem Patienten nichts mehr und schadet der therapeutischen Gemeinschaft. Weiterhin kann es sinnvoll sein, die Behandlung zu beenden, wenn Patienten auf dem Klinikgelände konsumieren. Dies ist keine Sanktionierung, sondern ein Schutz des »Settings«. Und das steht über der individuellen Therapie. Für den Patienten kann eine rechtzeitige Beendigung der Behandlung mit Aussicht auf eine Wiederaufnahme wertvoller sein, als wenn wir die Therapie weiter »ziehen«, aber kein »Drive« mehr dahinter ist. Trotz klarer Regeln sollte jede Konsumsituation stets individuell angeschaut und danach entschieden werden.

Aktive Auseinandersetzung mit Kliniksetting und der Patientengemeinschaft Manche Dynamiken in Suchtkliniken kommen und gehen in Wellen. Eine Zeit lang ist die Stimmung eher ruhig, konstruktiv und behaglich, dann gibt es wieder gehäuft Flaschenfunde, Gerüchte von Partys oder Patienten, die anderen Drogen anbieten. Dies führt zu großem Misstrauen und Missmut bei den Therapeuten und zu Unruhe unter den Patienten. Die Stimmung in der Klinik kann geradezu paranoid werden: Wem kann man trauen? Wer heckt was aus? Behandler haben den Eindruck, dass Patienten nur noch machen, was sie wollen. Sie kapern quasi das Schiff und die Therapeuten werden es nie wieder unter Kontrolle bekommen! Die Themen Grenzen, Regeln und Bedingungen des Zusammenlebens in der Klinik müssen immer wieder in der Auseinandersetzung diskutiert werden. Manche Patienten und Therapeuten resignieren innerlich: »Wir haben schon so oft darüber diskutiert und es reißt doch immer wieder ein. Es bringt doch nichts!« So eine Schlussfolgerung ist meiner Meinung nach falsch. Diese Themen können nur im Dialog bewegt und müssen immer wieder besprochen werden. Das kann mühselig sein, ist jedoch ein zentraler Bestandteil der stationären Therapie. Folgende Punkte müssen immer mit den Patienten, aber auch unter den Mitarbeitern diskutiert werden:

- Wie können wir das Setting gemeinsam so gestalten, dass wir uns wohlfühlen und therapeutische Fortschritte machen können?
- Was brauchen wir, damit das Setting sicher ist?
- Welche Übertritte kann man tolerieren, welche nicht?
- Was kann jeder Einzelne dazu beitragen?

Das eigene Konsumziel hinterfragen Manche Patienten sind unsicher, ob sie während der Behandlung nicht doch einmal konsumieren sollten, um darauf nach der Behandlung vorbereitet zu sein. Ein solcher *»Realitätstest«* ist während der Behandlung jedoch wenig sinnvoll: Zum einen machen die Patienten fast immer die Erfahrung, dass sie den Konsum stoppen können, zum anderen haben sie im Hinterkopf, dass sie am Montag in das Halt gebende Setting zurückkehren und auch weiterhin Konsumkontrollen zu erwarten haben. Die daraus gewonnene Schlussfolgerung »Ich kann wieder normal trinken« ist falsch, denn der *Kontrollverlust* ist ein Schlüssel der Abhängigkeit. Nach Austritt aus dem schützenden Setting kann diese Form des Trinkens fast nie aufrechterhalten werden, wenn die Abhängigkeitserkrankung ein bestimmtes Stadium erreicht hat.

Insgesamt gibt es in Bezug auf den Konsum drei mögliche Verläufe, die mit unterschiedlich guter Prognose einhergehen (Lindenmeyer 2006, S. 657):

1. Jemand trinkt weiter heimlich. Die Prognose nach der Behandlung ist schlecht.
2. Jemand konsumiert unregelmäßig während der Behandlung weiter, kann den Konsum jedoch ansprechen und mit dem Therapeuten und der Gruppe darüber reflektieren. Die Prognose ist in diesem Fall etwas besser. Es ist zwar mit weiterem Konsum zu rechnen, jedoch schadet er den Beziehungen weniger, wenn Offenheit darüber möglich und der Patient auf dem Weg einer Veränderung ist.
3. Jemand konsumiert während der gesamten Behandlung gar nicht. Hier ist die Prognose am besten.

Belastungserprobungen Wichtig ist, dass der Patient bestimmte realitätsnahe »Belastungserprobungen« während der Behandlung macht (auf Feste gehen, in den Ausgang gehen, ein Fußballspiel besuchen, regelmäßig nach Hause gehen und »Risikosituationen« aufsuchen). Es gibt aber auch Patienten, welche die mehrmonatige problemlose Abstinenz in der Klinik als Beweis dafür nehmen, dass sie eigentlich kein Alkoholproblem haben und weiter normal trinken können.

»Mehrere Runden« dürfen sein Allgemein gibt es in der Suchtbehandlung mehr Therapieabbrüche als in Kliniken mit anderen Patientengruppen. Diese gehen entweder von den Patienten selbst oder den Behandlern aus. Dies muss nicht schlecht für die Entwicklung der Patienten sein. Betroffene wiederholen ihre Muster so lange, wie es noch interessant ist. Bei einer Suchtbehandlung braucht es häufig »mehrere Runden«, bis man das empfundene Leid leid ist. Wann das der Fall ist, muss jeder Patient selbst für sich entscheiden. Nicht wir. Es geht ja um deren Leben. Sucht bedeutet Ambivalenz. Mit jedem Neustart kann das Gelernte vertieft werden. Behandlungsabbrüche und die wiederholte Aufnahme einer Behandlung gehören häufig zum Lernprozess dazu. Unsere offene Einladung zur erneuten Aufnahme einer Behandlung bildet eine wichtige Voraussetzung dafür, dass sich Klienten frühzeitig und ohne Scham und Selbstvorwürfe nach Rückfällen melden. So können sie mit Unterstützung der Klinik wieder auf den Weg der Veränderung finden.

J. W.: Wie gehst du damit um, wenn Patienten von dir kurz nach der Behandlung wieder in alte Muster zurückfallen?

Max Dürr: Der Vorteil des stationären Settings besteht darin, dass ich das oft gar nicht erfahre. Außerdem weiß ich inzwischen, dass dies kein Dauerzustand sein muss und manche danach wieder relativ schnell in ein gutes Leben zurückkehren. Manchmal braucht es auch mehrere Behandlungen, bis die Trennung vom Alkohol nachhaltig ist.

3.2 Die Sache mit der Abstinenz …

Die meisten Suchttherapeuten und Suchtkliniken arbeiten unter dem Vorzeichen des *Abstinenzparadigmas*. Als oberstes Ziel und Bedingung für eine weiterführende therapeutische Behandlung wird die vollständige Abstinenz vom Suchtmittel gesehen (Rost 2009, S. 241). Im Falle der Alkoholabhängigkeit beinhaltet dies auch alkoholfreies Bier, Most, das Kochen mit Wein in Soßen und die berühmt-berüchtigte Schnapspraline.

MERKE

Das *Abstinenzparadigma* trägt der Vorstellung Rechnung, dass der Kontrollverlust beim Trinken ein zentrales Kriterium der Abhängigkeit ist. Das Motto lautet: »Die Abhängigkeit lässt sich nicht heilen, sie lässt sich jedoch stoppen!«

Ein weiteres Argument für diesen Ansatz ist das häufig erwähnte *Suchtgedächtnis*. Im Sinne eines Dammbruchargumentes führt eine Stimulation des Suchtgedächtnisses zu seiner vollständigen Aktivierung, damit zu Craving und letztendlich zum Rückfall in alte Konsummuster. So wird üblicherweise auch der empfohlene Verzicht auf z. B. alkoholfreie Getränke begründet. Bereits Friedrich Nietzsche (1954, S. 538) stellte fest: »Es ist leichter einer Begierde ganz zu entsagen, als in ihr Maß zu halten.« Ich habe jedoch einige Patienten kennengelernt, welche über Jahre alkoholfreies Bier konsumierten und dennoch, oder sogar deshalb, die Abstinenz aufrechterhalten konnten. Der Konsum von alkoholfreien Getränken führt meiner Erfahrung nach eher nach einiger Zeit zum Rückfall, da Betroffene nach dem ersten alkoholfreien Bier erfreulich schlussfolgern, dass es gar nichts mit ihnen *gemacht* hat. Darauf folgt dann das erste Radler mit der gleichen Bewertung und dann das erste Bier und so weiter. Der allmähliche Rückfall in die alten Trinkmuster erfolgt oft seltener aufgrund des Suchtgedächtnisses, sondern aufgrund mehrerer scheinbar harmloser Entscheidungen und Einschätzungen.

Es gibt einige Patienten, welche die Vorstellung, nie wieder trinken zu können, als harte Grenze brauchen. Sie fordern harte Sanktionierungen gegen rückfällige Patienten und zeigen eine gewisse Härte: Sie lassen nichts an ihre Entscheidung kommen! Einigen hilft diese harte Haltung, ein Gegengewicht zu der Seite aufzubauen, die trinken, manipulieren und verführen möchte. In der Praxis jedoch hat fast jeder Patient zu Beginn der Behandlung die Idee im Hinterkopf, doch irgendwann mal wieder trinken zu können. Wenn ich dies in der Gruppe erwähne, sehe ich meist alle mit ihren Köpfen leicht vor sich hinnicken. Problematisch ist jedoch, wenn Patienten eine Abstinenzabsicht beteuern, nur um sich in der Behandlung der Haltung der Klinik anzupassen. In diesem Fall würde die Therapie doppelbödig verlaufen. Einigen widerspricht schlichtweg die Vorstellung einer lebenslangen Abstinenz, andere sind dadurch überfordert. Wieder andere haben eine »Karriere des Scheiterns mit Abstinenzbehandlungen« hinter sich (Körkel 2020, S.119). Wenn nicht das oberste Ziel ein veränderter Umgang mit der Abhängigkeit und sich selbst ist, sondern Abstinenz als alleiniges Erfolgskriterium, so ist jede Behandlung, welche keine Abstinenz nach sich zieht, automatisch zum Scheitern verurteilt und schadet dem ohnehin fragilen Selbstwertgefühl der Betroffenen. Und dies macht erneuten Konsum wiederum wahrscheinlicher. Wird »eine Abstinenzbehandlung auf äußeren Druck begonnen, ist mit zielbedingtem Widerstand (›Durchziehen‹ der Behandlung ohne Abstinenzbereitschaft), Therapieabbrüchen und nur mäßigen Therapieerfolgen zu rechnen« (Körkel 2020, S.119). Rösner & Schwemmer (2020) sprechen hier aus einer neurobiologischen Perspektive von der Gefahr der »Überkontrolle« unserer »expliziten Absichten«, welche zum »Zusammenbruch präfrontaler

Regulationsmechanismen« führen kann und damit der Aufrechterhaltung der Abstinenz nicht mehr dienlich ist (Rösner & Schwemmer 2020, S. 17).

Um also auch diejenigen Patienten zu erreichen, die durch das Abstinenzziel nicht angesprochen werden, sollte die Suchthilfe »aus versorgungspraktischen Gründen [...] zieloffen aufgestellt werden« (Rösner & Schwemmer 2020, S. 17). Neben der Abstinenz gibt es Therapien, die z. B. das *kontrollierte Trinken* (Körkel 2013) oder die *Punktabstinenz* als Ziel anbieten. Das kontrollierte Trinken mag meiner Erfahrung nach bei Menschen funktionieren, die einen risikohaften Alkoholkonsum aufweisen oder an der Schwelle zur Abhängigkeit stehen. Fast alle Patienten in der stationären Entwöhnungstherapie, die dies ausprobiert haben, sagten, dass dieser Ansatz bei ihrer fortgeschrittenen Abhängigkeit nicht funktioniert hat.

J. W.: Was hältst du vom Abstinenzgebot?

Max Dürr: Ich glaube schon, dass es während der Behandlung wichtig ist, für eine gewisse Zeit auf Alkohol zu verzichten, damit man danach freier entscheiden kann, wie man in Zukunft damit umgehen will. Auch glaube ich, dass es für viele sehr schwierig ist, nach der Therapie in begrenztem Maße Alkohol zu trinken und bei dieser Begrenzung längerfristig zu bleiben.

Ich habe meinen Patienten gegenüber folgende Haltung vertreten: Ich betone, wie wichtig es ist, zu wissen und äußern zu können, wo man selbst steht und warum es keinen Sinn hat, ein lebenslanges Abstinenzgelübde abzugeben, wenn man innerlich ganz woanders ist. Wie soll man auch wissen und vorhersehen können, was in einem oder fünf Jahren sein wird? Patienten sollten respektieren und *ehren*, wo sie selbst stehen! Ein therapeutischer Veränderungsprozess beginnt schließlich mit der Wahrnehmung und dem Wahrmachen eigener Grenzen. Der stationären Behandlung geht die Einsicht voraus, dass man ein Problem hat und dies alleine nicht bewältigen kann. Diese Einsicht kostet viel Mut. Der Glaube daran, alles alleine zu können und keine Grenzen zu haben, wird durch diesen wichtigen Schritt im positiven Sinne geradezu eingerissen.

Die *»Anonymen Alkoholiker«* sind die erfolgreichste Selbsthilfebewegung der Welt. Sie haben einen äußerst klugen und wirkungsvollen Ansatz in Bezug auf die Abstinenz. Sie vertreten das Motto »just for today« in Bezug auf die Veränderung des Trinkverhaltens. Mit diesem Ansatz werden auch sehr ambivalente Patienten erreicht. Betroffene werden in ihrer Selbstwirksamkeit angesprochen, das Ziel scheint motivierend und erreichbar und die Angst vor einem erneuten Scheitern durch Ausschluss oder Verstoß gegen eine ausgesprochene oder unausgesprochene eiserne Abstinenzregel wird minimiert.

Manche Patienten möchte eine *Trinkpause* machen, um danach wieder »kontrolliert« weiterzutrinken. Damit meinen sie nicht die fachlich begleiteten Programme, sondern einen selbstbestimmten reduzierten Genusskonsum. Leider ist gerade der Kontrollverlust ein zentrales Kennzeichen der Abhängigkeit. Die neurologischen und psychologischen Strukturen, welche die Voraussetzung für die Abhängigkeit schaffen, bleiben jedoch bestehen. Ich erkläre das den Patienten gerne bildlich: *»Durch die jahrelangen und tausendfachen Wiederholungen des Konsummusters verschwindet irgendwann der rote Stopp-Knopf im Gehirn. Er wird einfach nicht mehr gebraucht! Die frustrierende Nachricht ist nun, dass dieser rote Knopf nicht wiederkommt, ganz egal, wie lange Sie mit dem Trinken pausiert haben.«*

Unabhängig vom »Trinkziel« empfehle ich immer, die Trinkpause nach der Klinik so lange wie möglich zu machen. Jüngere Patienten reagieren gut auf »Challenges«, Herausforderungen, anhand derer sie sich testen können. Sie können sich damit besser identifizieren als mit dem Selbstbild eines »trockenen Alkoholikers«. Dies betont den Aspekt der Leistung und stärkt das Gefühl der Selbstbestimmung. Ob nun anschließend reduziert, kontrolliert oder punktabstinent getrunken werden kann, ist umso wahrscheinlicher, je länger jemand davor vollständig abstinent war.

Hier ist aber Vorsicht geboten: Wenn wir den Eindruck haben, dass Patienten dies – aufgrund ihrer Geschichte und Situation – nicht mehr können oder wegen körperlicher Folgeschäden, wie z. B. einer Leberzirrhose, nicht mehr dürfen, so dürfen wir ihnen keine vage Hoffnung machen. Dann müssen wir deutlich Position beziehen, indem wir z. B. sagen: *»Ich kann Ihr Bedürfnis, einmal wieder normal trinken zu können, gut nachvollziehen. Diesen Gedanken haben alle Betroffenen zu Beginn der Behandlung. Aufgrund dessen, was Sie mir mitgeteilt haben, denke ich jedoch, dass das bei Ihnen nicht funktionieren wird. Das ist jetzt eine frustrierende Information. Mir ist es ein Anliegen, Ihnen meine ehrliche Einschätzung mitzuteilen. Mich interessiert nun, ob Sie meine Einschätzung erreicht und was sie in Ihnen bewirkt.«*

Diese Situation stellt eine therapeutische Gratwanderung dar. Die Konfrontation sollte unbedingt aus fürsorglicher Position heraus und nicht wie ein Angriff oder schroff erfolgen. Wir haben als Behandler die anspruchsvolle Aufgabe, die Patienten mit etwas zu konfrontieren, was sie zu diesem Zeitpunkt noch nicht sehen können oder möchten, ohne sie aus der therapeutischen Beziehung zu verlieren. Sie müssen das Gefühl haben, dass wir auf ihrer Seite sind, auch wenn wir unbequem werden und aussprechen, was wir denken.

4 Besonderheiten des Settings

Zwischen »Käseglocke« und »klinikspezifischer Angst«

Die Suchtbehandlung kann im ambulanten, teilstationären oder stationären Setting erfolgen. Ich setze hier den Fokus auf die Erfahrungen in der stationären Behandlung. In diesem Setting müssen wir nicht nur mit den Betroffenen und ihrer Suchterkrankung umgehen, sondern auch mit den komplexen Anforderungen der Klinik als Institution. Bei einem schweren Rückfall müssen wir sowohl als Therapeuten als auch als Vertreter der Institution reagieren. Wir sind mit der schwierigen Frage konfrontiert, ob die individuelle Therapie des Patienten oder aber der Schutz des Settings und seiner Regeln wichtiger ist.

Eine ambulante Behandlung ist indiziert, wenn sie ausreicht, das Trinkverhalten zu verändern und die Arbeitsfähigkeit zu erhalten. Das ist in der Regel bei Menschen möglich, die ein unterstützendes Umfeld haben und ihren Beruf als Ressource erleben. Im Verlauf der Behandlung wird sich abzeichnen, ob diese Form der Unterstützung genügt. Grundlage für eine erfolgreiche ambulante Behandlung ist zunächst eine tragfähige therapeutische Beziehung. Wir können noch so gute »Beziehungsarbeit« leisten. Ob eine tragfähige Beziehung gelingt, ist abhängig davon, wo der Patient in seinem Leben und Lernprozess steht. Unsere Patienten können das in ihrer Wirkung »zuverlässige« Suchtmittel immer wieder einer potenziell enttäuschenden menschlichen Beziehung vorziehen. Sollten Patienten im ambulanten Rahmen keine Fortschritte machen, so kann ein Hauptziel sein, sie für eine stationäre Behandlung zu motivieren.

In der stationären Entzugsbehandlung stehen die körperliche Entgiftung und ein direktives, motivierendes und psychoedukatives Therapieangebot im Vordergrund. Ziel ist hier die Motivation für eine mögliche Weiterbehandlung, z. B. im Rahmen einer stationären Entwöhnungsbehandlung, einer tagesklinischen oder ambulanten Behandlung oder der Teilnahme in einer Selbsthilfegruppe wie den »Anonymen Alkoholikern«. Der körperliche Entzug ist meist in etwa vier bis fünf Tagen abgeschlossen und verläuft in der überwiegenden Mehrzahl der Fälle komplikationslos. Stationäre Entzugsbehandlungen, die auch therapeutische Angebote beinhalten, dauern meist zwei bis drei Wochen.

Die »Käseglocke« der stationären Behandlung ermöglicht den Weg in die Abstinenz, indem Abstand zu den persönlichen Konfliktfeldern und der gewohnten Umgebung geschaffen wird. Die Behandlung greift jedoch nicht tief genug, wenn die Sucht isoliert von Beziehungen und anderen Teilen der Persönlichkeit gesehen wird. So können beispielsweise der Umgang mit Frust, Impulsivität, Einsamkeit, depressive Gefühle, Ängste, Scham und Konflikte in einem direkten Zusammenhang mit dem Alkohol stehen. Wenn Patienten lernen, mit diesen Themen besser umzugehen, gelingt die Abstinenz auch leichter. Auf der anderen Seite verstärkt die Abstinenz den Kontakt zu diesen unlustvollen Gefühlen. Unsere Patienten sollten in den Therapien nicht nur mit guten und kompetenten »Vorträgen« oder »Inputs« *unterhalten* werden. Wir müssen sie fordern, Eigeninitiative und Verantwortung zu entwickeln, auch wenn dies zu Widerstand, Konflikten oder unangenehmen Gesprächspausen führen kann. Es ist nämlich nicht bequem; ich sage den Patienten gerne augenzwinkernd: *»Ziel der Behandlung ist nicht, dass es Ihnen hier gut geht.«*

Das versorgende Klinikumfeld verstärkt in der Regel regressive Tendenzen. Die Patienten geben Verantwortung ab und entfernen sich eher von den Anforderungen des Alltags. Ich erkläre das den Patienten möglichst transparent: Die Therapie soll keine Entwöhnung vom Alltag sein, sondern eine Entwöhnung vom Suchtmittel! Und dazu gehört auch die Arbeit an der Persönlichkeit und den relevanten Beziehungen. Ziel der Behandlung ist letztendlich, dass Klienten einen neuen Bezug und damit ein verändertes Verständnis zu sich als Mensch und ihren Schwierigkeiten bekommen (Kolbe 2020). Irgendwann kann man mit typischen Schwierigkeiten umgehen und sich dabei immer weniger schädigen. Klienten müssen selbst *Profi* ihrer Problematik werden, sie sind der Chef der Behandlung (Kolbe 2020).

FALLBEISPIEL

Auf einem Jahresfest begegnete mir ein ehemaliger Patient. Ich freute mich, ihn zu sehen. Er schilderte mir angeregt, dass er während seiner zweiten Behandlung folgende Erkenntnis hatte: Jede Klinik ist das, was man daraus macht! Während seiner ersten Behandlung habe er sich noch sehr an den Behandlern orientiert und darauf gewartet, dass ihre Expertise »irgendeinen Schalter« in ihm »umlegen würde«. Diese Erwartungshaltung habe eher zu einer gewissen Passivität während der stationären Behandlung und unausweichlich zu Enttäuschungen geführt. Das sei auf seinem Weg in die Abstinenz nicht gerade förderlich gewesen. »Die besten Behandler und die beste Klinik nützen nichts, wenn man das Angebot nicht für sich nutzen kann!« Durch diese Erfahrung wurde er wieder auf sich zurückgeworfen. Die zweite Behandlung begann er mit einer anderen Haltung, in der er sich selbst »empowert« hat. Er hatte etwas Wichtiges gelernt. Eine Voraussetzung für eine gelingende Therapie ist, dass sich sowohl die Patienten als auch die Therapeuten bei sich aufhalten (Dörner et al. 2007). Die »Kapitänswürde« (Dörner et al. 2007, S. 260) für die Therapie haben sowohl Therapeut als auch Patient inne.

Anders als die ambulante Therapie benötigt die stationäre Behandlung eine klare Zielformulierung und ein fokusnahes, strukturiertes Arbeiten (Yalom 2005, S. 59 ff.). Die Therapieziele sollten gut gewählt und realistisch sein. Ansonsten übernehmen sich Patient und Therapeut – mit der Folge, dass beide überfordert und unzufrieden sind. Häufig ist der stationäre Aufenthalt vorbereitend für eine langjährige ambulante Therapie; mögliche Ziele und Problemfelder können in der stationären Behandlung herausgearbeitet werden. Die »eigentliche Arbeit« beginnt dann, wenn die Patienten wieder in ihrem natürlichen Umfeld sind. Patienten profitieren nicht von der Behandlung, wenn sie »einfach mal da« sind. Ohne Engagement und Interesse für sich selbst und das Leben läuft keine Therapie (Kolbe 2020). Der richtig gewählte Zeitpunkt für einen Austritt und eine gut geplante Nachsorge sind wichtig. Bei einem zu frühen Austritt sind Patienten möglicherweise noch nicht sicher genug, bei einem zu späten Austritt ist die Entfernung zum Alltag und den eigenen Pflichten und Verantwortungen eventuell zu groß geworden.

Ein weiteres Ziel der stationären Behandlung ist die *Verminderung »klinikspezifischer Angst«*, wie Yalom (2005, S. 85) es formuliert. Manche Patienten schämen sich, in Behandlung zu sein oder haben Schwierigkeiten, ihre Abhängigkeit als psychische Erkrankung zu akzeptieren. Andere wieder bagatellisieren die Problematik oder überschätzen die Kontrolle, die sie noch darüber haben. Ziel ist es dann, einen realistischen und würdigenden Bezug zur eigenen Erkrankung und deren möglicher Rolle im weiteren Leben herzustellen. Bei vielen Patienten ist die Abhängigkeitserkrankung bei Eintritt in die Klinik bereits stark chronifiziert. Die sozialen und gesundheitlichen Folgen sind teilweise verheerend.

MERKE

Im Schnitt suchen Menschen mit Alkoholabhängigkeit nach etwa zwölf Jahren zum ersten Mal professionelle Unterstützung auf. Unter zwei Prozent der Betroffenen machen eine stationäre Therapie (Lindenmeyer 2006, S. 651). Weniger als zehn Prozent suchen überhaupt eine Beratung wegen der Suchtproblematik auf (Schreiber 2016, S. 48).

Dies zeigt neben der schwierigen Akzeptanz der Erkrankung auch die hohe Ineffizienz der Unterstützungsangebote.

Wir dürfen nicht vergessen, dass unsere Patienten vor dem Entschluss, eine suchtspezifische Behandlung anzugehen, subjektiv häufig vor zwei schlechten Entscheidungen stehen: entweder nicht mehr zu trinken, was gefühlt noch nicht vorstellbar ist, oder aber weiter zu trinken, was weiterhin großes Leid oder den sicheren körperlichen Verfall mit sich bringen würde. Sie befinden sich in einer inneren Zwickmühle. Sie wollen und können nicht weitermachen wie bisher, den neuen möglichen Weg kennen sie jedoch noch nicht. Sie haben noch kein ausreichendes Vertrauen in sich und den Weg, der vor ihnen liegt. Alle, die eine Behandlung aufsuchen, konnten über ihren eigenen Schatten springen. Das verdient Anerkennung und Respekt. Viele haben Befürchtungen, in den Einzeltherapien »durchschaut« oder in der Gruppe vor anderen bloßgestellt oder beschämt zu werden.

MERKE

Einige Patienten machen zum ersten Mal in ihrem Leben eine Psychotherapie. Wir Therapeuten gehen zu häufig davon aus, dass es schon irgendwie klar ist, wie die Gruppentherapie und die Einzeltherapie genutzt werden können. Aber das ist überhaupt nicht klar! Wir sollten transparent, wertschätzend und langsam vorgehen und genau erklären, wie Patienten von welchen Angeboten profitieren können.

5 Besonderheiten der Gruppentherapie

»Du schaffst es nur allein,
aber alleine schaffst du's nicht«

Diesen Satz nahm ein Patient als Motto für seinen Umgang mit der Suchterkrankung. Es ist durchaus passend für die gesamte Suchtbehandlung und speziell für die gruppentherapeutische Behandlung: Jeder muss den Kampf gegen die Sucht alleine führen. Keiner kann die Anstrengung für Betroffene übernehmen, seine Impulse zu kontrollieren, stellvertretend für ihn zu fühlen oder schwierige Gefühle auszuhalten. Aber er braucht Unterstützung dabei! Er muss die Gewissheit haben, dass er bei dieser Kraftanstrengung nicht allein ist!

Die Gruppentherapie eignet sich wunderbar hierfür und ihre Wirksamkeit gilt als unbestritten (Burlingame et al. 2001, 2003; McRoberts et al. 1998; Yalom 2010a). Patienten können sich gegenseitig unterstützen, ihre eigene Haltung anhand der Schilderungen anderer Mitglieder schärfen und die Erfahrung machen, nicht alleine mit ihren Problemen zu sein.

Gruppenleiter unterscheiden sich – je nach Ausbildung – darin, wie sie die Gruppe nutzen. Manche arbeiten eher psychoedukativ, manche arbeiten mit allen Facetten der Dynamik der Gruppe (König 2012). König unterscheidet zwischen »Therapie in der Gruppe« und »Therapie durch die Gruppe« (König 2012, S. 22). Hier wird der Gruppe eine »eigene therapeutische Funktion« (König 2012, S. 22) zugeschrieben.

Berufsanfänger leiten oft ohne spezifische Ausbildung therapeutische Gruppen und überfordern häufig nicht nur sich selbst, sondern auch die Patienten mit zu hohen Ansprüchen.

Die Gruppentherapien waren für mich anfänglich der sowohl interessanteste als auch belastendste Bestandteil der therapeutischen Arbeit. Sie sind der vielleicht wichtigste Bestandteil der Therapie. Bestehende Literatur half mir auch in diesem Feld mehr im Hinblick auf mögliche Methoden und Themenfelder als beim tiefer gehenden Verstehen spezieller Gruppendynamiken und Ideen für die Beziehungsgestaltung in Gruppen mit Abhängigen (z.B. Basdekis-Jozsa & Krausz 2006) Therapiegruppen haftet häufig ein »negatives Image« (Strauß & Mattke 2012, S. 3) an und sowohl unter Therapeuten als auch Patienten gibt es eine weitverbreitete »Angst vor Gruppen« (Mattke & Reddemann 2010). Wir bewegen uns unser ganzes Leben lang in Gruppen, in denen wir nicht nur positive Erfahrungen machen. Gruppentherapien können sowohl bei Patienten als auch bei Therapeuten Fantasien wachrufen, beschämt, kritisiert oder ausgeschlossen zu werden. Vielleicht befürchten wir, nicht akzeptiert zu werden, wie wir wirklich sind: »Die Komplexität von Gruppen, sozialpsychologische Prozesse, die durchaus auch destruktiv wirken können und eine Mischung aus Befürchtungen (z.B. bezüglich des vertraulichen Umgangs mit Inhalten) und negativen Emotionen (z.B. Scham, Angst vor Kontrollverlust) bedingen also eine verbreitete ›Angst vor Gruppen‹ (Mattke et al. 2009), mit der sich jeder auseinandersetzen sollte, der mit Gruppen arbeitet.« (Strauß & Mattke 2012, S. 3)

Ich möchte vor dem Hintergrund meiner Erfahrungen in der stationären Gruppentherapie zu zwei Dingen ermutigen:

- Wir sollten die Gruppentherapie so gestalten, dass wir uns als Therapeuten so wohl wie möglich fühlen.
- Wir können Anspruch und Druck uns und unseren Patienten gegenüber herausnehmen.

Damit sind zwei wichtige Bedingungen für ein ausreichend gutes Arbeitsklima in der Gruppe erfüllt. Meiner Erfahrung nach kann der Gruppentherapeut das Potenzial der Gruppe nur nutzen, wenn er auch mit der Dynamik der Gruppe arbeitet. Ist der Behandler neu in der Gruppentherapie, ist es völlig ausreichend und sinnvoll, wenn er mit strukturierten Manualen arbeitet, z.B. mit dem »Therapieprogramm zur Integrierten Qualifizierten Akutbehandlung bei Alkohol- und Medikamentenproblemen« (TIQAAM) von Lippert (2020) oder dem »Strukturierten Trainingsprogramm zur Alkohol-Rückfallprävention« (S.T.A.R.) von Körkel & Schindler (2003), und nebenbei ein Gefühl für die Dynamiken der Gruppen und die Klientel bekommt. Das kann uns als Therapeuten und den Gruppenteilnehmern Sicherheit geben. Nach und nach können wir dann in den Gruppen unseren eigenen freieren Stil entwickeln, der es uns ermöglicht, mehr Facetten der Gruppendynamik zu nutzen.

PRAXISTIPP Aufgeben eines abstinenten therapeutischen Stils

Bevor ich in einer Klinik für Abhängigkeitserkrankungen anfing, habe ich mit traumatisierten Menschen gearbeitet. Die Gruppentherapien verliefen gut und waren hilfreich für die Patienten. Mit dem dort entstandenen inneren Arbeitsmodell begann ich, mit meinen Patienten in der Suchtbehandlung zu arbeiten. Am Anfang der Sitzung ermutigte ich die Teilnehmer in der Regel, mit ihren Anliegen in Kontakt miteinander zu gehen. In der psychosomatischen Klinik mussten die persönlichen Anliegen erst einmal sortiert und einige Patienten auf die nächste Sitzung vertröstet werden. Was geschah in der Suchtbehandlung? Nichts! Es kamen keine persönlichen Anliegen. Der »gefühlte Raum« wurde bei dieser Frage immer etwas »enger«. Das war auch für mich irgendwie unangenehm. Mit der Zeit passte ich meine eher *abstinente therapeutische Haltung* in der Gruppe an, da sie in der Suchtbehandlung nicht funktioniert. Genauso kam meine Methode, die »Klangschale« quasi als »Sprechstein« in der Befindlichkeitsrunde herumzureichen, nicht sonderlich gut an. Ich kam mir wieder vor wie in der Oberstufe. Lachten die Patienten über mich? Vorher hatte ich mich wirksam und kompetent gefühlt, in dieser Gruppe fühlte ich mich scheu und nach Orientierung suchend. Irgendwie war ich uncool mit meinen Methoden, in jugendliche Dynamiken zurückversetzt und darin gefangen.

Nach Yalom (2005) müssen die Grundsätze und Techniken der Gruppentherapie in jedem Setting neu angepasst werden. Dazu müssen wir uns als Therapeuten fragen:

- Mit welcher Motivation und Erwartung kommen die Patienten in die Gruppenbehandlung?
- Wo stehen sie im Leben?
- Welche Themen bewegen sie?
- Wie können wir sie da abholen, wo sie stehen?

Yalom (2005, S. 94) erwähnt weiterhin, dass Therapeuten häufig Themen einbringen, die *ihrer* Lebenswelt und *ihren* persönlichen offenen Fragen näher stehen als denen der Patienten. Mehr noch als bei jeder anderen Klientel müssen die Gruppen von den Therapeuten klar strukturiert und gut vorbereitet werden. Dies gilt insbesondere für die neu zusammengesetzten Gruppen. Zu viel offener Raum führt zu Unsicherheit und Angst. Das wiederum führt zu Widerstand, z. B. in Form von »Motzgruppen«. Die innere Angst wird abgewehrt, indem über anderes geschimpft wird. So richtig fruchtbar sind solche Gruppe natürlich nicht.

Gruppentherapie funktioniert dann, wenn ein gewisses mittleres Erregungsniveau der Patienten aktiviert ist: Zu viel Erregung führt zu Widerstand, zu wenig zu Lähmung oder einer »Stammtisch-Atmosphäre«. In der Regel läuft es gut, wenn wir

Therapeuten einen kleinen Input oder ein allgemeines Thema »einbringen«. Patienten bekommen darüber Sicherheit und werden dann auch persönlich und offen. Der umgekehrte Weg funktioniert auch, aber er muss zunächst geebnet werden. Nicht in jeder Gruppenzusammensetzung sind eine gute Kohäsion und Arbeitsatmosphäre möglich.

Bei unseren Klienten ist weiterhin zu beachten, dass für einige die Gruppentherapie ein »notwendiges Übel« im Rahmen der Behandlung ist. Wir dürfen z.B. die Beschreibungen der Therapiegruppen von Yalom (2010) nicht als Messlatte nehmen: In seinen ambulanten Psychotherapie-Langzeitgruppen werden Patienten klar nach ihrer Motivation ausgewählt. Sie sollen reflexionsfähig und motiviert sein. Die Kernaufgabe der Gruppen besteht dort in der tiefen Untersuchung der Einzelbeziehungen aller Teilnehmer zueinander (Yalom 2010). Das ist bei uns in der Suchtbehandlung nicht möglich, weil dies nicht die Motivation der Patienten für die Gruppenbehandlung ist! Einige Patienten in den stationären Gruppentherapien weisen Eigenschaften auf, die eine Kontraindikation für ambulante Gruppen anzeigen würden: starkes Dominanzstreben, starkes Misstrauen, starke kognitive Defizite oder mangelndes Interesse für die eigene Kommunikation und Beziehungsfähigkeit (Yalom 2010). Wir Therapeuten müssen unsere Ansprüche herunterfahren und einen realistischen Blick auf die Möglichkeiten der Gruppentherapie entwickeln. Wir haben die Aufgabe, eine gute Gruppenkohäsion zu ermöglich und Patienten vor Abwertung, Ausschluss und pauschaler Kritik zu schützen. Das Klima soll offen, konfliktfreudig und allgemein gut sein. Unsere Klienten haben die Aufgabe, überhaupt wieder in einen authentischen Kontakt mit anderen Menschen zu treten. Auch wenn einige Patienten zu Beginn Vorbehalte in Bezug auf die Gruppentherapie haben, so erhalten wir doch nach Abschluss der Behandlung fast ausschließlich die Rückmeldung, dass der offene Erfahrungsaustausch und die Rückmeldungen in der Therapiegruppe zu den wichtigsten Bestandteilen der Therapie zählten. Manche Patienten halten über Jahre hinweg Kontakt zu ihrer Gruppe.

Die meisten Patienten fühlen sich durch die Gruppensituation sofort entlastet: Minderwertigkeits- und Schamgefühle werden reduziert, da die anderen ja auch betroffen sind. Die quälende Isolation wird unmittelbar beendet und das strenge und strafende Über-Ich wird an die Leitung externalisiert, welcher die Verantwortung für Lob und Strafe zugeschrieben wird. Diese entlastende Wirkung der Gruppe führt zu einer Entspannung der Teilnehmer und einer häufig »kumpelhaften« Atmosphäre, in der sich Teilnehmer »insgesamt recht wohl[fühlen]« (Rost 2009, S. 205). Manche spalten ihre »bösen« inneren Anteile ganz ab und werden in der Klinik zum kontaktfreudigen »guten Jungen«, stets im »kommunikativen Sonntagsanzug« (Schulz von Thun 2007, S. 31). Es entsteht ein diffus angenehmes Beisammensein, ohne dass jedoch von allein eine wirklich differenzierte Auseinandersetzung stattfinden würde.

Die Gruppe ist ambivalent besetzt: Zum einen bietet sie Geborgenheit, Schutz, Zugehörigkeit und Wärme. Sie übernimmt also die Funktion einer *guten Mutter*. Auf der anderen Seite fordert sie auch, bedroht die Integrität (z. B. bei Konsumbesprechungen), fordert zur reifen Auseinandersetzung bei Konflikten auf oder kommt zu nah. Wie eine »ambivalente, auch bedrohende und verschlingende Mutter« (Rost 2009, S. 206). Diese doppelte Besetzung der Gruppe führt zu »therapeutisch schwer handhabbare[n] Umschwünge[n]« (Nitzgen 2012, S. 293) in der Gruppendynamik. Nitzgen (2012, S. 292) nennt dies »das süchtige Dilemma im Gruppenprozess«. Die gleichzeitig wirkende Sehnsucht nach dem »perfekten Anderen« und die »phobische Vermeidung im Realkontakt« aus Angst vor erneuter Enttäuschung führten zu einer »Pendelbewegung« (Nitzgen 2012, S. 292) zwischen Fragmentierungs- und Verschmelzungstendenzen. Werden die eigenen Versorgungs- und Verschmelzungswünsche frustriert, können die Betroffenen die Enttäuschung häufig nicht wieder zurück in den Kontakt bringen, sondern agieren diese mittels eines forcierten Autonomiestrebens aus, i.d.R. in Form von Rückfällen, was wiederum außerhalb der Gruppe passiert und diese Dynamik weiterhin befeuert. Gruppenleiter müssen der Versuchung widerstehen, diese Dynamik unter Kontrolle bringen oder gar unterbinden zu wollen. Der Impuls wäre ein unbewusstes Agieren: Wir Therapeuten können ausgelöste Gefühle von Ohnmacht und therapeutischer Impotenz auch nicht immer gut aushalten. Häufig werden wir die Gründe für einen plötzlichen Umschwung der Gruppendynamik gar nicht erfahren: Ursächlich sind oft von der Gruppe gedeckte Konsumereignisse oder allgemein Gruppengeheimnisse, die Mitglieder nicht offenbaren werden, gehen wir noch so geschickt damit um. Wir müssen als Behandler damit leben, dass wir nicht alles mitbekommen werden. Wenn wir die Dynamiken besser verstehen, können wir sie einordnen und mit der Verwirrung, die sie in uns hinterlässt, umgehen. Gefühle von Langeweile oder diffuser Unruhe können Hinweise dafür sein, dass bestimmte Dinge in der Gruppe noch nicht angesprochen werden dürfen. Unsere Aufgabe ist es, immer wieder geduldig, neugierig und unbefangen zu fragen: »Was passiert hier gerade? Lassen Sie uns das gemeinsam verstehen!« Wir können die Einladung aussprechen und dranbleiben. Es gibt jedoch keine Garantie, dass so wieder mehr Offenheit entsteht. In der Suchttherapie müssen wir dies als Gruppenleiter aushalten lernen.

MERKE

Wir sollten in Gruppentherapien tendenziell aktiver und direktiver vorgehen, dennoch ist Folgendes zu beachten: Gruppentherapie soll nicht konsumiert werden!

Nach einer meiner ersten Gruppensitzungen fragte ich, wie die Patienten die heutige Gruppe erlebt hätten und was sie daraus für sich mitnehmen würden. Ein Patient antwortete: *»Ich gebe der heutigen Gruppe 4 von 10 Punkten.«* Das ärgerte mich natürlich. Die Gruppe ist keine Unterhaltung von unserer Seite, die dann bewertet wird. Sie ist auch kein Raum, um »mal den ganzen Unmut abzuladen«. Ein junger Kollege kam nach einer Gruppe auf mich zu und meinte, er habe heute für jeden den »Mülleimer« hingehalten. Das ist nicht unsere Aufgabe und dafür müssen wir uns als Therapeuten nicht benutzen lassen!

Ich biete häufig Themen an. Ich lasse aber auch in jeder Gruppe Raum, indem ich die Patienten nach eigenen Anliegen frage. Häufig kommen dann auch Themenvorschläge. Wenn nicht, sollten wir nicht verärgert oder verunsichert sein. Dann können wir ruhig selbst ein Thema einbringen, erklären, wie die Gruppe genutzt werden kann, oder aber offen nachfragen, was sie gerade daran hindert, etwas mitzuteilen. Patienten sollten nicht nur an einer guten Erfahrung teilhaben. Sie sollen auch selbst initiativ und aktiv sein, Raum für sich einfordern und Verantwortung für ihre Bedürfnisse übernehmen. Das erfordert immer wieder eine Einladung und Erinnerung von unserer Seite. Die Beziehungen zu den Mitpatienten sind nämlich eine Art *Probebeziehungen* für die realen Beziehungen draußen (Yalom 2010). Neues interpersonales Verhalten kann in der Gruppe ausprobiert und später im eigenen Leben weitergeführt werden.

Im Verlauf einer Gruppentherapie kann sich die Leitung immer mehr zurückziehen, ganz nach dem Motto: So viel Leitung und Struktur wie nötig und so wenig wie möglich. Das Kriterium dafür ist die Kohäsion der Gruppe. In der stationären Suchttherapie haben wir es mit halboffenen Gruppen zu tun. Wir müssen als Leitung immer wieder prüfen, wann die Gruppe verstärkt selbst arbeiten kann, da sie die therapeutischen Normen verinnerlicht hat, und wann wir wieder aktiver und direktiver werden müssen.

Die Gruppentherapie sollte in den Einzeltherapien gut vorbereitet werden. Wenn Patienten in den Einzeltherapien Themen einbringen, die auch für andere Patienten relevant sein könnten, sollten wir sie ermutigen, diese in der Gruppe anzusprechen. Andere Gruppenmitglieder sind immer dankbar. Und wenn sich jemand persönlich gezeigt und mitgeteilt hat, hilft das in der Regel mindestens zwei, drei anderen Patienten, dies ebenfalls zu tun. Mitteilungen entlasten immer.

Häufig setzen wir Therapeuten voraus, dass ja irgendwie klar sein sollte, wie die Gruppe therapeutisch für jeden Einzelnen genutzt werden kann. Das ist es jedoch überhaupt nicht. Patienten wissen nicht, was es ihnen bringen soll, wenn jemand von seinen Problemen erzählt. »Das hat doch nichts mit mir zu tun!«

MERKE

Wir müssen immer wieder transparent erklären, wie von der Gruppe profitiert werden kann: dass es darum geht, sich wieder für andere zu interessieren, achtsam zuzuhören, zu lernen, sich mitzuteilen, offen zu sein, Konfliktfähigkeit zu lernen, die Erfahrung zu machen, nicht allein mit seinen Problemen zu sein und seine eigene Meinung und Bedürfnisse ernst zu nehmen. Darüber hinaus kann der Patient Rückmeldungen darüber bekommen, wie er wirkt oder welche Fortschritte andere bei ihm wahrnehmen. Er kann auch lernen, selbst Rückmeldung zu geben.

Unterm Strich geht es darum, aus der Isolation in Kontakt zu treten. Die Patienten müssen dafür keinen Seelen-Striptease durchführen. Für viele zurückgezogene Patienten haben ganz einfache Äußerungen wie »mir geht es nicht gut« oder »das gefällt mir nicht« eine große Wirkung. Den Maßstab für Offenheit müssen wir bei jedem Patienten neu anlegen. Die Gruppentherapie ist kein Selbstzweck. Der persönliche Gewinn muss spürbar sein!

Die Gruppentherapie ist häufig sehr viel ergiebiger als die Einzeltherapie, da sie der »sozialen Realität« stärker entspricht (Yalom 2010a, S. 22). Sie hat daher einige exklusive Vorteile gegenüber der Einzeltherapie, auch ihr therapeutisches Potenzial ist größer. Das *Egoistische* würde ich in Gruppen nicht betonen. Es muss meiner Erfahrung nach bei unserer Klientel nicht extra erwähnt werden, dass jeder gut für sich sorgen sollte und ganz genau auf seine Grenze achten muss. Das machen die meisten sowieso und die Entwicklungsrichtung ist eher aus der eigenen Grenze heraus in den Kontakt. Entwicklung geschieht eben auch außerhalb der Komfortzone!

5.1 Vorbereitung der Gruppentherapien

Ich habe gute Erfahrungen damit gemacht, die Gruppensitzungen gründlich vorzubereiten. Klienten sind häufig aufgeregt in den Gruppen, auch wenn sie dies nicht zeigen. Sie haben ohnehin Schwierigkeiten, Gefühle wahrzunehmen und zu kommunizieren oder relevante Themen für die Behandlung zu identifizieren. Insbesondere in neu zusammengesetzten Gruppen ist es sinnvoll, einige *Hilfs-Ich-Funktionen* in der Gruppe zu übernehmen. So können die Patienten bei der Symbolisierung und Mentalisierung ihres Erlebens und ihrer Ziele unterstützt werden. Wir Therapeuten fungieren dabei als eine Art »Encodierungshilfe« (Heigl-Evers 1991, S. 174) für das, was sie möglicherweise bewegt.

Eine Einführung in die Gruppensitzung könnte in etwa so aussehen:

PRAXISTIPP Einführung in die Gruppensitzung

»Die Gruppe ist eine wunderbare Möglichkeit, sich gegenseitig zu unterstützen. Selbst wenn die Probleme an der Oberfläche alle anders aussehen, sind sie doch in der Tiefe recht ähnlich. Für die Gruppensitzung gibt es ein Grundprinzip: Jeder hier ist in Ordnung! Am meisten können Sie profitieren, wenn Sie jedem in der Gruppe so zuhören, dass Sie von ihm oder ihr etwas lernen können. Es gibt in der Gruppe keine dummen Fragen oder Themen. Themen könnten beispielsweise sein: Kann ich überhaupt noch einmal ein Gläschen trinken? Ich habe einen Partner, der möchte, dass das Thema Alkohol nach der Behandlung erledigt ist. Wie gehe ich mit dieser Erwartung um? Mein Arbeitgeber weiß nichts von meiner Sucht. Wem sollte ich wie davon erzählen? Alle in meinem Freundeskreis trinken viel. Was bedeutet das für diese Freundschaften, wenn ich nicht mehr trinke? Wie gehe ich mit Trinkaufforderungen um? Oder: Ich trinke, weil ich keine feste Struktur und Aufgabe im Leben habe. Was mache ich stattdessen? Oder: Ich trinke, um mit schwierigen Gefühlen umzugehen. Wie kann ich diese bewältigen, wenn ich nicht mehr trinke? Je besser Sie sich auf solche Situationen vorbereiten, desto gewinnbringender ist die Behandlung. Meine Rolle ist dabei vergleichbar mit einem Barista: Wenn Sie mir sagen, was Sie wollen, kann ich das hier anbieten. Wenn nicht, mache ich irgendwas und Sie können dann schauen, ob es schmeckt oder nicht. Ich habe auch immer ein Thema parat, kann aber aus Erfahrung sagen, dass die Gruppen am ergiebigsten sind, wenn Sie Ihre eigenen Themen einbringen. Sie haben nun eine Minute, um in sich zu gehen und zu schauen, welche Themen für Sie interessant sein könnten … Mutige voran! Irgendwelche Fragen oder Mitteilungen an die anderen Teilnehmer oder mich?«

Diese Einführung mag recht lang wirken. Aber sie hilft den Patienten dabei, Themen zu sortieren, die sie selbst nicht verbalisieren können. Die Pause darf ruhig etwas unangenehm sein. Fast immer wird jemand nach der letzten Frage mit einem eigenen Thema kommen. Wenn wir uns ohne Einleitung (und ohne gute bestehende Gruppenkohäsion und Arbeitsbeziehung) einfach zurücklehnen, werden die Patienten nicht wissen, wie sie das Setting nutzen können und ob wir in unserem Angebot verlässlich und zugewandt sind.

In Gruppen der *stationären Entzugsabteilung* sollte eine solche Einleitung in fast jeder Gruppe erfolgen. Die Patientenzusammensetzung wechselt aufgrund der kurzen Aufenthaltsdauer ständig. Dementsprechend muss die Gruppenleitung auch aktiver und direktiver führen. In der *stationären Entwöhnungstherapie* kann diese Struktur bei manchen Gruppen in den Hintergrund treten und das volle therapeutische Potenzial der Gruppe kann dann genutzt werden. Ob das gelingt, ist stark abhängig von der jeweiligen Patientenzusammensetzung.

Manchmal hatten wir monatelang eine sehr gute Therapiegruppe. Wir Leiter fühlten uns wirksam und energiegeladen nach den Sitzungen. Dann wieder war einige Monate lang »der Wurm drin«. Es wollte einfach kein gutes Arbeitsklima entstehen und oft verstanden wir auch nicht, warum das so war. Mit wachsender Erfahrung habe ich mich immer mehr zurücklehnen können. Anfänglich habe ich sicherlich meinen Einfluss auf den positiven wie negativen Verlauf einer Gruppe überschätzt. Mittlerweile beobachte ich alles gelassener und sehe mit Faszination und auch ein wenig Demut auf die Vielschichtigkeit der Gruppenprozesse. Ganz nach dem Motto: »Wer glaubt, dass Gruppenleiter Gruppen leiten, glaubt auch, dass Zitronenfalter Zitronen falten« (Winter et al. 2009).

Einzelne Patienten machen mit ihrem Auftreten auf uns Eindruck. Wir sind innerlich verleitet, die Führungsrolle abzugeben und die Patienten sich selbst zu überlassen. Diesbezüglich haben mir ein paar Dinge geholfen.

Wenn Patienten offensichtlich *gegenüber der Klinik oder mir abwertend* werden (was nicht häufig vorkommt), dann begrenze ich dies sofort: »Ich bin offen für Kritik und schätze sie. Was Sie sagen, ist jedoch abwertend und das begrenze ich jetzt.« Das kommt i. d. R. bei demjenigen, der sich abwertend geäußert hat, und auch in der Gruppe gut an. Damit wird deutlich: »Es gibt klare Grenzen. Hier werden wir geschützt.«

Bei *persönlicher Kritik* an mir versuche ich, diese genau zu überprüfen. Ich erkläre dann genau, warum ich wie vorgegangen bin (z. B. wenn ich jemandem zu nahe getreten bin). Wenn dies jemand mir gegenüber äußert, sage ich auch: »Es tut mir leid, dass das so bei Ihnen angekommen ist. Das war nicht meine Absicht.« Damit bin ich ein Vorbild und es kommt nicht zum Kampf.

Es gibt auch Gruppen, in denen ich mich als Therapeut sehr *unwohl fühle*. Dort muss ich meine *Leitungsrolle* wahrnehmen und darf nicht *verschwinden*. Eine junge Kollegin sagte mir mal nach einer schwierigen Gruppe, dass die dominanten Teilnehmer sie gar nicht hätten leiten lassen. Sie würden ihr gar keine Chance geben, sich zu bewähren! Die Verantwortung, die Leitung zu behalten, liegt immer bei uns. Wir dürfen uns das Zepter nicht aus der Hand nehmen lassen. Innerlich muss ich mit meiner Haltung klar bei der Gruppe sein: »Ich halte und führe die Gruppe.« Ein erfahrener Kollege von mir ist in einer solchen Situation selektiv offen: »Ich spüre, dass ich in diesem Klima überhaupt keine Lust habe, mich mitzuteilen. Wie geht es den anderen?«

Immer mal wieder kommen Gruppensitzungen vor, die wir als *»Motzgruppen«* bezeichnen. Patienten lenken hier offensichtlich und häufig wirksam von dem ab, was sie innerlich beschäftigt, indem sie sich scheinbar im Konsens und lebhaft über die Klinik und die Behandlung auslassen. In solchen Gruppen gibt es verschiedene Fallen, in die wir Behandler tappen können: Wenn wir uns zu stark mit der Klinik identifizieren, reagieren wir möglicherweise gekränkt und fühlen uns angegriffen, sodass wir die Behandlung entweder verteidigen oder uns mit den Patienten in endlosen Diskussionen verstricken. Die zweite Gefahr ist, dass wir alle Mitteilungen der Patienten über etwas Äußeres als eine Mitteilung über etwas Inneres verstehen. In diesem Fall würden wir die Kritik der Patienten überspringen und sofort zu den inneren Themen und Dynamiken übergehen, die dadurch ausgelöst oder sichtbar werden. Die Patienten werden sich jedoch im Allgemeinen nicht öffnen, da sie sich durch diese frühe Psychologisierung nicht ernst genommen fühlen. Ich habe gute Erfahrungen damit gemacht, den Patienten Verständnis entgegenzubringen, sofern das für mich auch stimmig war. Ich verteidige dann nicht unreflektiert die Klinik und deren Abläufe, sondern antworte etwa so: »Das ist verständlich, dass Sie sich darüber ärgern. Uns ist dieses Problem bewusst und wir arbeiten daran.« Bei aufgeheizten Stimmungen versuche ich weniger, die Patienten bei dieser Problematik auf sich selbst zurückzuführen. Ich schlage dann einen Cut vor und hole mir das Einverständnis der Gruppe ein, ob wir heute noch an etwas anderem arbeiten wollen. Vorher kann ich auch offen fragen, ob die Patienten das Gefühl haben, dass sie die Stunde für diese Auseinandersetzung heute gut nutzen. Es wird möglicherweise ein, zwei dominante Patienten geben, die sich weiter auslassen wollen. Der Großteil der Gruppe wird jedoch mitteilen, dass sie sich eigentlich einem anderen Thema zuwenden wollen. Wir müssen es in diesem Fall aushalten, die dominanten Teilnehmer zu frustrieren, indem wir den Raum für ein neues Thema öffnen. Wir können den Patienten so Vorbild sein, wie man sich aus schwierigen Dynamiken lösen und auch nach Konflikten in einen Modus des Neustarts und der Verbindung treten kann. Kurz nach dem Cut müssen wir etwas direktiver arbeiten und die Energie der Gruppe halten. Dann ist meist noch gutes Arbeiten möglich, ohne dass die Dynamik der »Motzgruppe« eine ganze Gruppensitzung verschlungen hat.

Nachfolgend habe ich weitere mögliche Fallstricke in den Gruppentherapien aufgelistet.

PRAXISTIPP Fallstricke in der stationären Gruppentherapie

- Wir setzen uns und den Patienten zu ehrgeizige Ziele. Wir kommen gemeinsam mit den Patienten in einen »Negativstress«, der die Lust an der therapeutischen Arbeit nimmt. Im schlimmsten Fall werden wir Therapeuten zu »Therapie-Nihilisten« (Yalom 2005, S. 77) (»das bringt doch eh alles nichts«) und die Patienten sitzen die Gruppentherapie mit Widerstand ab.
  In Bezug auf die therapeutische Arbeit in der Gruppentherapie gibt es zwischen Behandlern und Teilnehmern stark unterschiedliche und nicht geklärte Erwartungen. Patienten wollen beispielsweise interessante Fachvorträge der Leitung hören und die Leitung möchte, dass die Patienten sich von alleine öffnen.
- Wir bearbeiten in den Therapiegruppen Themen, die unseren eigenen Lebensthemen näher stehen und die aktuelle Situation der Patienten gar nicht so sehr berühren. Wir Behandler besetzen also gewissermaßen den therapeutischen Raum.
- Wir Therapeuten verschanzen uns hinter einer abstinenten und non-direktiven Haltung und sind für die Patienten nicht spürbar. Das führt zu Widerstand, sollte noch keine gute Kohäsion bestehen.
- Wir Therapeuten tappen in die »Expertenfalle«, geben Ratschläge und Lösungen und verpassen damit die Chance, den Patienten die Erfahrung von Selbstbestimmung und Verantwortung zu ermöglichen. Wir »füttern« die Patienten quasi mit Inputs, anstatt zu horchen, welche Themen sonst noch im Raum stehen.

- Wir nehmen eine Atmosphäre von Widerstand und Abwertung persönlich oder deuten diese unzutreffend, anstatt uns und die Patienten offen zu fragen, was gerade los sein könnte.
- Wir fallen aus der »unterstützenden Haltung« bei Abwertungen und geraten in Machtkämpfe, rechtfertigen uns oder gehen selbst zum Angriff über.
- Wir geben die Leitung der Gruppe ab und überlassen sie sehr dominanten und einschüchternden Patienten.
- Wir führen die Kritik der Patienten an der Klinik oder der Behandlung zu früh auf ihre eigenen konflikthaften Themen zurück.
- Wir gehen zu lange auf überzogene Kritik der Patienten ein und verstricken uns in Diskussionen, die von einer Arbeit an eigenen Themen ablenken.
- Wir überschätzen unseren eigenen Einfluss und unterschätzen externe Einflüsse, z. B. verschwiegene Konsumereignisse oder Gruppengeheimnisse.

Aufgrund der großen Komplexität der Gruppentherapie können wir uns verführen lassen, gemeinsam mit den Patienten wichtige Themen zu vermeiden. Wir hangeln uns dann von Wochenendbesprechung zu Konsumbesprechung. Es bleibt vielleicht ein Gefühl der Erleichterung, dass wir die Gruppe »überstanden« haben, aber auch ein Gefühl der Unzufriedenheit. Die Patienten empfinden das ebenfalls.

MERKE

Eine *»gute Gruppe«* ist die, in der sowohl Behandler als auch Mitpatienten ein gewisses Risiko eingegangen sind (Yalom 2010b).

Unsere Patienten sind meist relativ robust. Sie können mit Klarheit und Konfrontation besser umgehen als mit Schonhaltung und schwammiger Empathie. Als Behandler brauchen wir keine Angst zu haben, *etwas kaputt zu machen*, wenn wir in den Therapien mal etwas ausprobieren. Gut sind meist die Gruppen, in denen die Behandler selbst involviert und wach dabei sind.

In den Gruppengesprächen achte ich sowohl auf den Inhalt als auch auf den Prozess. Ideen zu inhaltlichen Themen gibt es in zahlreichen *Manualen*. Für die jungen und unerfahrenen Therapeuten sind diese Manuale ein wahrer Segen (z. B. das TIQAAM von Lippert [2020] oder das S.T.A.R. von Körkel & Schindler [2003]). Therapeuten ohne viel Gruppenerfahrung können damit leicht eingearbeitet und sofort in den Gruppen eingesetzt werden. Sie geben Struktur und Sicherheit, sind für die Patienten sinnvoll und schützen den Behandler davor, sich in der Komplexität der Gruppendynamik zu verlieren. Auf der anderen Seite wird dadurch das Gefälle zwischen Experte und Patient, Produzent und Konsument verstärkt. Konflikte und die Psychodynamik bleiben ungenutzt, Patienten bleiben abhängig von der Leitung und es besteht die Gefahr, bei *halbem Tiefgang* zu arbeiten. Das volle Potenzial einer Gruppe kann nur dann ausgeschöpft werden, wenn auch die Beziehungen der Mitglieder untereinander, Konfliktklärungen, Gruppendynamik, Rollen und persönliches Feedback genutzt werden. Die Teilnehmer verbessern dadurch ihre interpersonellen Fähigkeiten. Sie erleben sich mitgestaltend und mitverantwortlich, was wiederum ihre Selbstachtung stärkt. Das Gefälle zwischen Leitung und Teilnehmern wird kleiner. Das ist allerdings nur in solchen Gruppen möglich, die auch beständiger sind und in denen eine ausreichende Kohäsion überhaupt entstehen kann. Die Gefahr dieses Ansatzes besteht darin, dass sich Teilnehmer und Gruppenleitung den Anforderungen nicht gewachsen fühlen. Die geringere Strukturierung kann zu einem höheren Angstniveau führen, welches durch »Motzgruppen«, Abwertungen und eine allgemein negative Stimmung abgewehrt werden kann.

Patienten profitieren stärker von einem guten und ehrlichen *Feedback* anderer Gruppenmitglieder als von Inhalten, die sie möglicherweise schon mehrfach gehört haben, wie z. B. der Umgang mit Craving. Wir als Leitung können die Gruppe so moderieren, dass der Fokus zwischen Inhalt und Prozess wechselt. In den stationären Entzugsgruppen ist die Orientierung an der Beziehung der Teilnehmer jedoch meist noch zu früh. Als guter Einstieg in die interpersonale Arbeit eignet sich ein offensichtlicher Fortschritt eines Patienten. Ich halte dann den Prozess an und frage den Betroffenen, ob er an Rückmeldungen anderer Teilnehmer, wie er auf sie wirke, interessiert wäre; ich hätte nämlich eine Veränderung bemerkt. Diese anfänglich positiven Rückmeldungen verringern die Angst vor der interpersonellen Auseinandersetzung und machen Lust auf mehr. Das mache ich auch, wenn ich merke, dass ein Teilnehmer mit seinen Bemerkungen Unmut und Unruhe bei den anderen Gruppenmitgliedern auslöst. Ich unterbreche dann die Sitzung, äußere, dass ich Reaktionen der anderen Teilnehmer wahrnehme und gerne von diesen hören würde, was sie gerade denken.

5.2 Umgang mit Konsumereignissen in der Gruppe

Eine Besonderheit der stationären Gruppentherapie in der Suchtbehandlung stellen die *Konsumbesprechungen* innerhalb der Gruppe dar. Die Patienten willigen zuvor in einem Therapievertrag ein, dass sie sich bereit erklären, Konsumereignisse in der Gruppe offenzulegen. Dies ermöglicht es, aus der »Heimlichkeit herauszukommen, die innerlichen Druck erzeugt« (Körkel & Schindler 2003, S. 379), entlastet allgemein bei Selbstvorwürfen, Schuld- und Schamgefühlen, stellt die Beziehung zur Gruppe wieder her und hilft, »auf den Weg der Abstinenz« zurückzufinden (Körkel & Schindler 2003, S. 379). Meiner Erfahrung nach war dies fast immer die Wirkung, wenn Patienten ihr Konsumereignis geschildert haben.

Konsumbesprechungen stellen eine therapeutische Gratwanderung dar: Patienten sollen gefordert werden, sich mit ihrem Thema auseinanderzusetzen, gleichzeitig werden diese Besprechungen bei manchen Patienten als invasiv und grenzüberschreitend wahrgenommen. Sie sollten jedoch nie einen sanktionierenden Charakter bekommen. Sie sollten keine gerechte Strafe und auch keine Beichte oder Geste der Unterwerfung sein. Für einige Patienten ist es bereits ausreichend, wenn sie das Ereignis in der Gruppe überhaupt erwähnen. Ist die Scham sehr groß, vertiefe ich dies in der Gruppe üblicherweise nicht weiter. In der Regel spüren die Patienten das auch intuitiv und schützen den Mitpatienten, indem sie sich mit Fragen zurückhalten.

Eine Konsumbesprechung sollte gut in den Einzelgesprächen vorbereiten werden. Sträuben sich Patienten im Vorhinein, so ist das fast immer ein Zeichen dafür, dass der Patient noch sehr ambivalent in Bezug auf eine Veränderung seines Konsumziels ist. Er ist noch in alten Mustern von Verheimlichung, Scham und Schutz des Konsums gefangen. Wir können den Patienten in der Vorbesprechung ermutigen und genau erklären, warum er – und nicht die anderen! – von dieser Besprechung profitieren könnte. Wir dürfen aber niemanden drängen, sollten sich nicht im wohlwollenden Kontakt mit der Gruppe eine automatische Entspannung und verstärkte emotionale Offenheit ergeben. Es gibt auch Patienten, welche die Aufmerksamkeit der Gruppe bei diesen Ereignissen genießen. Dies sollte ebenfalls besprochen werden. Konsumbesprechungen sollten von der Leitung in ihrer Länge begrenzt werden, um dann zu anderen Themen überzugehen.

Ein Dauerbrenner der Gruppentherapie ist folgende Dynamik: Patienten beschweren sich, dass in der Klinik getrunken werde und sie sich deshalb nicht mehr gut geschützt fühlten. Natürlich trinken nicht die Mitglieder der eigenen Gruppe, sondern andere Patienten! Wir Therapeuten müssen nun auf diesen Vorwurf reagieren. Entweder wir übernehmen selbst unreflektiert die Verantwortung oder gar das Über-Ich, indem wir investigativ werden und hartes Durchgreifen versprechen. Oder wir versuchen die Verantwortung an die Patienten abzugeben, indem wir sie ermutigen, die betroffenen Mitpatienten entweder direkt anzusprechen oder beim Personal zu melden. Manche Therapeuten vergleichen die Situation des Konsumereignisses mit einem Diabetiker in einer somatischen Klinik, der heimlich beim Tortenessen gesehen wird. Würde man hier wegschauen, wenn ein tatsächliches Gesundheitsrisiko besteht? Einige Patienten kommen an dieser Stelle ins Nachdenken, wenn sie sich vor Augen führen, dass auch die Alkoholabhängigkeit eine potenziell tödliche Erkrankung ist. Sie möchten aber niemanden *verpfeifen*. Therapeuten wie Patienten befinden sich in einer Pattsituation, in der therapeutisches Arbeiten kaum möglich scheint. Wir Therapeuten sollten uns nicht zum vorschnellen Agieren verführen lassen. Ich habe mich früher stärker mit denjenigen Patienten identifiziert, die sich nicht mehr sicher fühlten und mehr Kontrolle und die Wiederherstellung von *Recht und Ordnung* in der Klinik wollten. War nicht genau das meine Aufgabe, für ein sicheres Setting zu sorgen? Waren diese Patienten nicht im Recht? In der Gruppentherapie sollte es nicht um die *richtige Handlung* gehen, sondern um ein *gemeinsames Verständnis*, was gerade passiert. Wichtiger ist, dass Patienten lernen, in der Gruppe mitzuteilen, wie es ihnen in dieser Situation geht und was ihnen wichtig ist, als dass wir Therapeuten tatkräftig versuchen, die Situation zu lösen. Wir Therapeuten haben in der Gruppenleitung folgende Aufgaben:

PRAXISTIPP Aufgaben der Gruppenleitung

- Dafür sorgen, dass es der Gruppenleitung so gut wie möglich geht. Die Gruppenleitung sollte so entspannt wie möglich sein.
- Grundlage für die therapeutische Arbeit in der Gruppe ist eine ausreichend gute Gruppenkohäsion. Bis diese erreicht ist, sollten alle Interventionen darauf abzielen, diese zu verbessern (Yalom 2010a).
- Ein gutes Klima schaffen, in dem Konflikte und lebendige Auseinandersetzungen Raum haben.
- Gruppendynamiken verstehen, um nicht unreflektiert auf das unbewusste Beziehungsangebot der Patienten »aufzuspringen« (»Expertenfalle«, die Gruppe unterhalten, in die Elternrolle geraten und dabei kontrollieren und sanktionieren).
- Immer wieder Ziele und Sinn der Gruppe erklären.
- Die Gruppentherapie in den Einzelgesprächen vorbereiten.
- Jeden in der Gruppensitzung mindestens einmal zu Wort kommen lassen, die Gruppe immer wieder öffnen: »Was sind Gedanken und Gefühle der anderen dazu?«.
- Sehr dominante, abwertende und allgemein »störende« Teilnehmer sollten begrenzt werden (häufig sind wir zu sehr damit beschäftigt, diese zufriedenzustellen und vergessen dabei die anderen Teilnehmer).

Das Wichtigste für die Gruppentherapie ist, dass wir uns und den Patienten ganz kleinschrittige Ziele setzen. Wenn Therapeuten einen zu hohen Anspruch an die Fortschritte der Patienten haben, führt dies zu einem gewissen *Negativstress*. Mehr noch als in anderen Bereichen müssen wir in der Suchttherapie »kleine Brötchen« backen (Rost o. J., S. 9). Wir dürfen nicht lange mit der *Magie der Therapie* flirten und müssen offenlegen, dass wir auch nur mit Wasser kochen. Wir sollten keine Wunder durch die Gruppentherapien erwarten. Wir können uns entspannen und Druck und Anspruch uns und den Patienten gegenüber herausnehmen. Wenn lediglich ein oder zwei Gruppenmitglieder aus einer Sitzung etwas mitnehmen, ist das völlig ausreichend. Die Patienten haben sonst das Gefühl, es nie *gut genug* zu machen. Sie orientieren sich an der Leitung und für sie ist es spürbar, wenn wir irgendwie *nicht dabei* und unzufrieden sind. Bei uns Therapeuten besteht die Gefahr, dass wir innerlich resignieren, uns als unwirksam oder unfähig abstempeln und die Lust an der Gruppenarbeit verlieren. Patienten sollten spüren, dass wir an sie glauben und interessiert an ihrem Prozess teilhaben. »Eine übertriebene therapeutische Abstinenz, ein hartnäckiges Schweigen des Behandlers, das Couch-Setting und eine forcierte Regression haben in der Behandlung von Süchtigen keinen Platz« (Rost o. J., S. 16). Fortschritte sollten immer daran gemessen werden, wo Patienten gerade herkommen! Häufig ist es absolut ausreichend, wenn die Patienten in einen offenen Kontakt miteinander gehen und sich mitteilen. Das entlastet immer und unterstützt dabei, aus der Isolation wieder in Beziehung zu treten.

Wenn man sich an die Atmosphäre in den Gruppen gewöhnt und ein Gefühl für die Patienten bekommen hat, machen die Gruppensitzungen richtig Freude. Häufig entsteht über lange Zeiträume eine wirklich offene, lebendige und konstruktive Atmosphäre. Patienten unterstützen und ermutigen sich gegenseitig und gehen gesunde Risiken ein, indem sie sich emotional zeigen. Wenn die Kohäsion ausreichend gut ist, greift das Prinzip der Selbstorganisation von Gruppen, das Carl Rogers (1978) als die »Kraft des Guten« bezeichnen würde. Wir Behandler können uns dann zurücklehnen und sehen, wie die Teilnehmer diese »Kraft der Gruppe« nutzen, ihre Beziehungen vertiefen, sich emotional stärker öffnen und Fortschritte machen. Das ist ein tolles Gefühl. Die Arbeit kann dann tief gehen und Freude machen.

6 Einbindung von Angehörigen

»Ohne sie ist jede Behandlung sinnlos.«

Ein Abgleich der Erwartungen von Patienten und ihren Angehörigen ist sinnvoll. Nicht wenige kommen in der Erwartung, *Heilung* zu erfahren, indem sie in der stationären Entwöhnungsbehandlung Zeit verbringen und bei allen Angeboten *mitmachen*. Kolbe (2020) drückt dies so aus: »Die Behandlung ist keine Waschstraße, durch die sie hindurchfahren, und dann ist wieder alles sauber.« Auch einige Angehörige geben ihre Partner in dieser Hoffnung *ab*. Sie wollen, dass das Thema Abhängigkeit nach der Behandlung *erledigt* ist und der Vergangenheit angehört.

Natürlich bleibt die Abhängigkeit ein Lebensthema. Während Konsum Isolation und *Einwicklung* bedeutet, ermöglicht die Therapie ein In-Kontakt-Kommen und eine fortwährende und zeitintensive Entwicklung als Lebensaufgabe (Kolbe 2020). *Heilung* würde bedeuten, dass jemand in Zukunft wieder normal trinken könnte. Fast jeder Patient kommt insgeheim mit diesem Wunsch, was verständlich ist. Leider lässt sich die Abhängigkeitserkrankung ab einem gewissen Stadium nicht heilen, sondern lediglich stoppen. Das ist für Patienten eine frustrierende Information. Alkoholabhängigkeit bleibt daher eine unsichtbare Erkrankung, auch wenn jemand *trocken* ist. Sie kann immer wieder *ausbrechen*, und zwar in Form von Rückfällen in alte dysfunktionale Trink- und Verhaltensmuster mit all den destruktiven Folgen.

Ein Abgleich der Erwartungen in einem Paargespräch und ein realistischer Ausblick über die zukünftige Entwicklung mit der

Suchterkrankung sind sehr wichtig: »Ohne sie ist jeder Therapieplan unsinnig« (Dörner et al. 2007, S. 264). Dazu gehört auch eine genaue Vorbereitung, was bei zukünftigen Konsumereignissen zu tun ist und was geschieht, wenn der Klient den »Weg der Veränderung« verlässt.

Klienten sollten aktiv an einer Veränderung arbeiten. Es gibt aber auch Klienten, die bereits palliativ behandelt werden. Die jährliche dreimonatige Entwöhnungsbehandlung verschiebt die Lebenserwartung möglicherweise etwas nach hinten. Ob eine solche Behandlung indiziert ist, muss individuell entschieden werden.

Ein Paargespräch bietet sich als Möglichkeit an, in einem neutralen Rahmen über den zukünftigen gemeinsamen Umgang mit der Erkrankung zu reflektieren. Wir sollten mit unseren Klienten gut vorbesprechen, wie sie das Paargespräch nutzen und was sie eventuell klären möchten. Nachdem ich den Rahmen und die Rollen geklärt habe, stelle ich lediglich die Regeln auf, dass die Partner direkt miteinander reden und nicht über mich als »Fachmann«. In sehr aufgeladenen Beziehungen stelle ich zudem die Regel auf, auf Anschuldigungen zu verzichten. Ziel ist hier, *gemeinsam* in die Zukunft zu schauen. Oft verlaufen Paargespräche auch relativ ereignislos. Allein die symbolische Einbindung der Partner in die Behandlung kann sehr wichtig sein. Häufig fühlen sich Partner ausgeschlossen oder haben nicht zutreffende Befürchtungen oder Vorurteile, was in der Behandlung geschieht.

Ich erkläre Klienten und auch Angehörigen in einem Paargespräch, dass beide stolz sein können, solange der Klient auf dem Weg der Veränderung ist. Dieser Weg verläuft nicht geradlinig, es kann auch zu Rückfällen und Rückschlägen kommen. Solange jemand also auf dem Weg ist, sollte dieser Weg, soweit es möglich ist, unterstützt werden, indem Angehörige Mut machen und bei Rückschlägen möglichst auf Vorwürfe oder Kritik verzichten. Dies ist eine sehr anspruchsvolle Forderung an die Angehörigen, die so vieles mit den Betroffenen ausgehalten und mitgemacht haben. Erfahrungsgemäß sind dennoch die meisten Angehörigen dazu bereit, sofern sie wirklich einen Weg für den Betroffenen und eine gemeinsame Zukunft sehen. Spezielle *Angehörigengruppen*, die im Rahmen der Behandlung angeboten werden sollten, könnten auf diesen konstruktiven und anspruchsvollen gemeinsamen Umgang mit der Sucht in der Zukunft vorbereiten. Sie sollten dazu ermutigen, gemeinsam hoffnungsvoll in die Zukunft zu blicken und für die gemeinsamen Anstrengungen im Umgang mit der Sucht motivieren. Im Gegenzug sind Betroffene offen, über den Konsum zu reflektieren. Sie übernehmen also ihrerseits Verantwortung dafür, in Beziehung mit ihrem Partner zu bleiben. Natürlich sollte nicht jeder Konsum ausführlich mit den Partnern nachbesprochen werden; das kann eine Beziehung überfordern. Er sollte jedoch erwähnt und anschließend z.B. in Therapiegesprächen vertiefend besprochen werden.

Für Nicht-Abhängige ist es kein Problem, auf Alkohol zu verzichten. Abhängige hingegen kostet dies in manchen Situationen Selbstkontrolle und damit viel Kraft. Der Weg der Abstinenz ist in motivatonaler Hinwicht vergleichbar mit einer sportlichen Höchstleistung. Es braucht dafür jeden Tag erneut eine feste Entscheidung. Abstinenz ist kein fester Zustand, den man einmal erreicht hat, sie lässt sich therapeutisch auch nicht »sichern«. Für diesen Weg lohnt es sich, dass beide an einem »Strang ziehen«. Dazu gehört auch, dass in Vergangenheit häufig angelogene Angehörige wieder Vorschussvertrauen geben und die Rolle des »Kontrolleurs« aufgeben. Jeder muss wieder zu sich kommen (Dörner et al. 2007). Allerdings muss die Situation völlig neu bewertet werden, wenn ein Betroffener den Weg der Veränderung wieder verlassen hat. Dann ist eine neue Entscheidung über den gemeinsamen Weg erforderlich.

Die Veränderung eines Partners führt unausweichlich zu einer Veränderung der Beziehungsdynamik. Viele Partner von Betroffenen möchten zwar eine Änderung der negativen Folgen des Konsums, sie sind aber nicht immer glücklich mit den persönlichen Veränderungen, die daraus folgen: Möglicherweise ist ein trinkender Partner angepasst, konfliktscheu und ordnet sich, seine Bedürfnisse und Wünsche allgemein seinem Partner unter. Wenn er weniger trinkt, wird er möglicherweise auch vitaler, er steckt weniger zurück und stellt seine eigenen Bedürfnisse und Vorstellungen mehr in den Vordergrund. Diese Veränderungen bergen wiederum ein Konfliktpotenzial für die Beziehung. Oder der »gesunde« Partner brauchte unbewusst einen »schwachen Partner«, um den er sich kümmern konnte, um sich selbst als stark, wirksam und gebraucht zu fühlen. Wenn sein zuvor abhängiger Partner nun »gesundet«, fällt seine zuvor starke Rolle weg und er fühlt sich regelrecht *arbeitslos* innerhalb der Beziehung. Sein Selbstwertgefühl bekommt dann Risse.

MERKE

Genauso, wie die Abstinenz nur ein Etappenziel auf dem Weg persönlicher Veränderung für den Betroffenen ist (Rost 2009, S. 241), so braucht auch die Beziehung die Möglichkeit einer Weiterentwicklung nach der Abstinenz eines Partners. In den Angehörigengesprächen dürfen wir nicht das Bild erzeugen, dass mit der Abstinenz bereits *alles gut* wird und ist. Entscheidend ist, dass sich beide Partner in der jeweiligen Veränderbarkeit wahrnehmen können und für einen Weg der gemeinsamen Veränderung bereit sind.

7 »Hotel-Klinik«, »Totale Institution« oder Ort der Erkenntnis?

Eine kritische Auseinandersetzung mit der modernen Suchtklinik

Rost analysiert die Suchtklinik überspitzt unter den Merkmalen einer »Totalen Institution« (Rost 2009, S. 236). Eine solche Institution greift durch ein umfangreiches strenges Regelwerk, festgelegte Sanktionen bei Übertretungen und massive Kontrollen stark in die Autonomie und »Lebensvollzüge des Patienten« ein (Rost 2009, S. 235). Sie zwingt diese, sich anzupassen und ihre Eigenverantwortung »bis hin zur körperlichen und alltäglichen Fürsorge für sich selbst« (Rost 2009, S. 220) abzugeben.

Diese Anforderungen führen die Patienten in eine »double-bind Situation« (Rost 2009, S. 220): Auf der einen Seite werden sie durch Abgabe von Autonomie und Verantwortung für ihre täglichen Pflichten und Aufgaben wie Kinder behandelt. Auf der anderen Seite wird von den Patienten therapeutisch gefordert, Autonomie und Reife zu entwickeln, Konflikte offen auszutragen, den Eigensinn und die Eigenart zu stärken und zu leben. Sie befinden sich in einer Zwickmühle: Tun sie Letzteres, so kommen sie dabei fast immer in Konflikt mit dem umfangreichen Regelkatalog der Klinik. Es drohen Liebesentzug durch die Behandler oder gar die disziplinarische Entlassung. Angepasstes Verhalten wird hingegen von der Institution gefordert, gefördert und gratifiziert. Zum Zwecke der Anpassung muss jedoch der eigene autonome, selbstbestimmte und eigensinnige Pol abgeschnitten werden.

In einer Gruppensitzung stellte ich z.B. einmal die Frage, was die Hauptaufgabe der stationären Behandlung wäre. Ein Patient antwortete: »In der Klinik sollen wir uns wohlfühlen, so, dass wir nicht frustriert werden. Denn bei Frust trinken wir ja eher.« Darüber gab es mehr oder weniger Konsens bei den Patienten. Sie schauten mich vorwurfsvoll an, dass ich diese Vorstellung der Klinik nun mit ihnen gemeinsam infrage stellen wollte.

Für den Zeitraum der Behandlung mag diese Vorstellung der Patienten stimmen und wird schließlich durch das hotelähnliche und schützende Klinikangebot nahegelegt. Die Versorgung durch die Klinik fördert regressive Prozesse und verstärkt die psychische Abwehrorganisation unserer Patienten. Dadurch werden allerdings tief greifende therapeutische Veränderungsprozesse erschwert. Auch wenn es die *»Suchtpersönlichkeit«* nicht gibt, so erlebe ich doch immer wieder die stark ausgebildete »Fähigkeit« einiger Patienten, die eigenen Probleme zu vergessen, wegzudrücken, herunterzuspielen oder sich selbst zu überschätzen. Die Klinikumgebung fördert dies! Einige haben wenig differenzierten Kontakt zum eigenen Körper und damit zu ihrer Gefühlswelt. Wir Therapeuten lassen uns zu einer Vermeidungshaltung und dem »Verstehen bei halbem Tiefgang« (Dörner et al. 2007, S. 260) verführen.

Häufig ist das »Problembewusstsein« mit Eintritt in die Klinik noch vorhanden. Wenn die Patienten dann versorgt werden, geraten sie in den regressiven Sog der Klinik. Therapiestunden beginnen dann bald mit »alles gut«, »keine Probleme«, »mir fehlt nichts«. Die Abwehr, die tiefer liegende, teilweise schmerzhafte Gefühle und Konflikte schützt, wird »hochgefahren«. Die *Klinik als Käseglocke* schirmt den Patienten vor Frust und Enttäuschung ab und versorgt ihn. Sie wird unbewusst wie eine schützende und Geborgenheit spendende Mutter erlebt. Mit diesem tief liegenden Wunsch der Patienten unbewusst identifiziert, versucht die Klinik demnach, wie Rost (2009) es ausdrückt, omnipräsent und omnipotent zu sein. Sie will möglichst alle Regungen der Patienten erfassen und eine Antwort auf all ihre Bedürfnisse haben (Rost 2009, S. 237), was zum Leidwesen der Behandler eine aufopfernde Haltung erfordert und damit unausweichlich überfordert. Diese Dynamik ist die logische unbewusste Antwort auf die Vorstellung vom Suchtpatienten als unersättlichem und nie zu stillendem Kind. So lautet eine weitverbreitete Deutung.

Die strengen Klinikregeln, Überwachungen und Sanktionen werden üblicherweise als notwendiger Schutz des labilen Patienten vor der verführenden Außenwelt verstanden, in der er in dieser Phase der Entwicklung noch nicht bestehen könne. Dem Patienten fehlten innere und äußere Grenzen und damit auch der innere Halt. Dieser Ich-strukturelle Mangel kann nun durch die Klinik aufgefangen werden: Die äußeren Strukturen der Klinik in Form von klaren Grenzen und konsequenten Regeln können modellhaft verinnerlicht und so zu inneren Strukturen werden. Genauso werden die Fürsorge und Unterstützung der Behandler internalisiert. Dadurch entwickelt der Patient Selbstfürsorge, Grenzen und inneren Halt, was ihn letztendlich dazu befähigt, zum Alkohol Nein zu sagen. »Die strenge Hausordnung wird dann flugs zum Ersatz der fehlenden Ichgrenze, das therapeutische Reglement ersetzt die fehlende Struktur, die Sanktionen ersetzen das Überich, der Therapeut fungiert als Hilfs-Ich usw.« (Rost 2009, S. 218). Rost kritisiert diese gängige Rechtfertigung der strengen Strukturen der Suchtkliniken als »holzschnittartig« (Rost 2009, S. 218). Die Dauer des Klinikaufenthalts sei zu kurz, um die Strukturen der Klinik nachhaltig zu internalisieren. Die Institution wirkt häufiger als Ersatz für die Droge: Die Anpassung an ein strenges Regelsystem entlastet das Über-Ich. Teil einer Patientengemeinschaft zu sein, entlastet Scham- und Insuffizienzgefühle und führt aus der quälenden Isolation heraus. Der regressive Sog der Klinik vermittelt Geborgenheit, schützt vor Frustration und Aggression. Die »Hausordnung, ein strenges Reglement und therapeutisches Setting« (Rost o. J., S. 7) können lediglich kurzfristig »Ersatz für die Droge« sein, aber noch nicht nachhaltig wirken. »Die Macht der Klinik bleibt eine rein äußerliche und reicht nur so weit, wie die Augen der Therapeuten reichen« (Rost 2009, S. 222).

FALLBEISPIEL

Genauso schien es bei meiner ersten Patientin gewesen zu sein. Sie unterdrückte ihre eigenen Aggressions- und Autonomieimpulse. Sie passte sich an, war eine angenehme Therapiepatientin und gab mir das Gefühl, ein wirksamer und guter Therapeut zu sein. Mit Wegfall des Settings musste allerdings unmittelbar der Konsum wieder aufgenommen werden. Anpassung hatte sie ja ihr Leben lang gelernt! Wahrscheinlich trank sie, um sich selbst in ihrer eigenen zurückgewonnenen Autonomie wieder zu spüren und sich von der Kraft kostenden Anpassung zu erholen. Anfänglich ließ mich das Ergebnis dieser Therapie verwirrt zurück: Wie war das nach einem scheinbar so gelungenen Therapieverlauf überhaupt möglich?

Ich möchte hier erwähnen, dass es keinesfalls schlecht ist, wenn die Klinik und die therapeutische Gemeinschaft eine Ersatzfunktion übernehmen. Für die meisten Patienten ist dies eine notwendige Bedingung, den Übergang in die Abstinenz zu schaffen. Dazu Dörner et al. (2007, S. 267; s. auch Battegay 1981): Der Gruppenzusammenhalt, das »Gruppen-Ich« kann für sein schwaches Selbstvertrauen eine Hilfe, eine Brücke sein, ein wenig den Halt am Alkohol ersetzen. Die Reise endet jedoch nicht dort – sie beginnt erst. Uns Behandlern muss klar sein, dass diese Funktion der Klinik nicht nachhaltig ist. Es gibt Patienten, bei denen die Abhängigkeit stark chronifiziert ist und bereits zu verheerenden sozialen und körperlichen Folgen geführt hat. Manchen von ihnen ist es nur in der Klinik möglich, eine Konsumpause einzulegen. Sie kommen immer wieder in Behandlung, um sich körperlich und psychisch *aufzupäppeln* und durch die Entgiftung ihre Lebenserwartung etwas zu verlängern. Diese Funktion kann die Klinik als zeitweisen Ersatz ausreichend erfüllen. Eine Wirkung des Klinikaufenthalts ist jedoch im weiteren Verlauf der Behandlung auch auf anderen Ebenen möglich und kann nur dort das volle Potenzial entfalten. Unabdingbar für eine tief greifende Veränderung über die bloße Abstinenz hinaus ist eine ambulante Form der therapeutischen Begleitung im Anschluss an die stationäre Behandlung. Natürlich sollte bei jedem Patienten individuell geprüft werden, ob er die Klinik optimal nutzt.

PRAXISTIPP Auf welchen Ebenen kann die Klinik wirken?

Agieren Ein Agieren findet meist bei hoher Fremdmotivation, strukturellen Störungen oder »unglücklichen« Dynamiken innerhalb der Therapie statt (z. B. bei Machtkämpfen oder Kontroll- und Autonomiedynamiken). Die eigene dysfunktionale Dynamik wird auf der Bühne der Klinik entfaltet: Es wird heimlich konsumiert, anderen werden Suchtmittel angeboten oder sie werden zum Konsum verführt. Konflikte bleiben unreflektiert. Es wird »Stimmung« gegen andere oder die Klinik gemacht. Betroffene früherer Störungen (z. B. Persönlichkeitsstörungen) drücken ihren Leidensdruck und ihre Pathologie oft über ein Agieren aus, da sie noch keine Möglichkeiten haben, ihren Leidensdruck innerlich zu halten, in Worte zu fassen und damit anders zu kanalisieren. Wir Behandler stehen vor der Herausforderung, das Agieren einerseits mit den Patienten zu verstehen und andererseits das Setting mit seinen Regeln und Grenzen zu schützen.

Ersatz Die Klinik stimuliert, beruhigt, schützt und entlastet, genauso wie die Droge. Diese Funktion der Klinik ermöglicht den Verzicht auf das Suchtmittel. Es ist eine notwendige, aber keine hinreichende Bedingung für eine nachhaltige Verhaltensänderung. Wenn keine innere Arbeit an der Persönlichkeit angestoßen werden konnte, muss nach der stationären Behandlung entweder das Suchtmittel diese Funktion wieder übernehmen, eine Einrichtung zum betreuten Wohnen in Anspruch genommen werden oder ein weiterer Klinikaufenthalt erfolgen.

Hilfs-Ich Die in der Klinik erlebte Fürsorge, Unterstützung und die entgegengebrachten realistischen Grenzen werden verinnerlicht und helfen dem Patienten, anschließend besser mit sich umzugehen und dem Suchtmittel Grenzen entgegenzusetzen. Die Aufenthaltsdauer genügt jedoch meist nicht, um so einen nachhaltigen Effekt zu bewirken.

Erkenntnis Der Patient setzt sich proaktiv mit seiner eigenen Persönlichkeit und seinen Beziehungen auseinander: Welche inneren und äußeren Konflikte müssen besser verstanden werden, um das Suchtmittel weniger zu brauchen? Welche Fähigkeiten sollte er stattdessen fördern? Wie kann er seinen Blick auf sich und seinen Umgang mit sich positiv verändern? Wie könnte er sein Umfeld ändern? Ein Umgang mit den eigenen »süchtigen Anteilen« und der Sucht wird als Lebensthema verstanden. Der stationäre Aufenthalt kann auch hier nur wichtige Impulse setzen und beispielsweise wichtige Therapieziele für eine anschließende ambulante Behandlung formulieren.

Die Gestaltung der Übergänge zwischen diesen Ebenen stellt meiner Meinung nach eine der größten Herausforderungen in der Suchtbehandlung dar.

Es bringt wenig, Patienten möglichst abstinent durch die Klinikzeit zu bringen. Ziel der Behandlung sollten tief greifende psychische Veränderungen sein. Für eine gute Psychotherapie ist es wichtig, dass sich die eigenen Probleme »innerlich verdichten« können. Dazu ist eine alltagsnahe Umgebung notwendig, die auch den Umgang mit Frust, Konflikten und die Übernahme von Verantwortung erfordert. Sucht steht schließlich häufig im Zusammenhang damit, Gefühle von Mangel, Leere und Frust schwer aushalten zu können. Oft beschweren sich Patienten, dass ihnen in der Klinik langweilig sei. Das ist eine wunderbare Möglichkeit, einzuhaken und dazu einzuladen, dieses Gefühl zu verstehen und aushalten zu lernen. Schließlich hört das »Unterhaltungsprogramm« abrupt auf, wenn die Patienten wieder in ihrem Zuhause sind.

Viele Patienten stimulieren sich ständig: Jede noch so kleine Pause wird durch Rauchen, Kaffeetrinken, am Handy, Fernseher oder Laptop oder auch durch Sport oder einen Plausch mit den Mitpatienten gefüllt. So fragte mich ein Patient im Vorfeld der Behandlung, ob er seine Kaffeemaschine mitbringen könnte, da er zur Entspannung täglich zwanzig Tassen Kaffee trinke! Eine innere Veränderung beginnt jedoch damit, innezuhalten und zu lernen, mit sich selbst zu sein. Eine Therapie geht schneller, wenn wir langsamer werden! Einige Patienten müssen sich darüber hinaus mit ihrer eigenen Aggression auseinandersetzen und sich ihres destruktiven Potenzials bewusst werden.

Zusätzlich haben viele Betroffene Schwierigkeiten, für sich selbst zu sorgen und Verantwortung für sich und andere zu übernehmen. Sie sollen eine gesunde Balance aus Anpassung und Eigensinn lernen. Das fördert das Setting der stationären Entwöhnungsbehandlung jedoch nicht per se. Die wirtschaftlichen Erfordernisse der Klinik (Patientenzufriedenheit, volle Betten, Kundenorientierung) stehen im Spannungsfeld zu den idealen Bedingungen für eine therapeutische Veränderung (Selbstfürsorge, Eigeninitiative, Verantwortung).

EXKURS

Ich bedauere es, dass die Patienten in den meisten heutigen Suchtkliniken aus sozialrechtlichen Gründen keine relevanten Arbeiten mehr verrichten dürfen. Früher konnten Patienten in Suchtkliniken auf Bauernhöfen oder in der Klinikküche aushelfen. Wenn sie der Verantwortung nicht nachkamen, schmerzten entweder die Euter der Kühe oder die Mitpatienten bekamen kein Essen. Diese Aufgaben waren wichtig und hatten einen Wert für die Gemeinschaft.

Die modernen Kunst- und Ergotherapien ermöglichen zwar auch einen wunderbaren Raum, um den Selbst-Wert des Kreativ-Seins, Schaffens und Kreierens zu erleben. Aber ob der eigene Speckstein nun weiterbearbeitet wird oder nicht, fällt für die Patientengemeinschaft kaum ins Gewicht!

Die *Konstanz der therapeutischen Beziehung* ist ein weiterer wichtiger Wirkfaktor in der Behandlung. Leider sind die Behandlungsangebote im Suchtbereich meist zerstückelt. Betroffene müssen sich immer wieder auf neue Behandler einlassen. Die Suchttherapie bietet häufig »eine zergliedernde, distanzierende Behandlungsform« (Rost o.J., S. 15). Dies schütze in erster Linie die Behandler vor einem tieferen Sich-Einlassen auf das Leid und die schwierigen Dynamiken mit den Patienten (Rost o.J., S. 15). Aber die Patienten sind letztendlich die Leidtragenden: Die Chance einer konstanten, verlässlichen Beziehung als Gegengewicht zur Verlässlichkeit der Droge wird verspielt.

Gemäß der *»Spiegelhypothese«* schwappen die Themen der Patienten in die Dynamiken der Mitarbeiter über, sollten sie unreflektiert bleiben. In der Arbeit mit Menschen, die an einer Suchterkrankung leiden, spielen Themen wie Kontrolle, Entzug von Kontrolle, Misstrauen, Spaltung, Auf- und Abwertung, Scham und Wertlosigkeitsgefühle eine große Rolle. Im Team können ähnliche Stimmungen und Dynamiken entstehen wie zwischen Patienten und ihren Angehörigen. Deshalb sollten ein Bewusstsein über die Dynamik der Sucht in der Klinik gepflegt werden und die Diskussion, was das Störungsbild mit dem »Klinikfeld« macht, nicht zu kurz kommen. Denn sonst bilden sich in der Klinik einerseits die *Dynamik von Kontrolle* und andererseits der *Entzug von Kontrolle*. »Es entsteht dann eine diffuse, angespannte, gereizte, schließlich paranoide Stimmung im Team« (Rost 2009, S. 238).

Die Klinik als *»Totale Institution«* kontrolliert und überwacht, fordert Anpassung und die Unterwerfung unter eine strenge Hierarchie.

Rost erweitert die Spiegelhypothese und sieht die Klinik selbst als »Feld eines massiven Gegenübertragungsausagierens« (Rost 2009, S. 235): Starke Kontrollen, Regeln und Sanktionen resultieren aus der unbewussten Angst, von schwierigen Gegenübertragungsgefühlen und Entwertungen überwältigt zu werden. Sie dienen eher dem Schutz der eigenen »therapeutischen Potenz« (Rost 2009, S. 227), als dass sie den Patienten dienlich sind. Auch in den Behandlern wirken nicht selten suchttypische Dynamiken: eine enorme Aufopferungsbereitschaft und damit eine »autodestruktive Tendenz«, hohe Oralität, Konfliktscheuheit, »altruistische [...] Abtretung« und süchtiges Arbeiten (Rost 2009, S. 236; s. auch Hegenscheidt-Renartz 1986). Einige Therapeuten bewältigen die schwierigen Gefühle, die in manchen Dynamiken entstehen, indem sie nach einer hart durchgreifenden Autorität rufen (Externalisierung des Über-Ichs), oder sie genießen gar die strenge Rolle des sanktionierenden und wertenden Über-Ichs. Andere wirken eher harmonisierend-angepasst (»es ist doch alles gut«), resignieren still oder rebellieren. Die gleichen Dynamiken finden sich auch bei den Patienten. Die

Arbeit in diesem komplexen therapeutischen Feld ist mitunter eine »totale psychosoziale Stresssituation« (Rost 2009, S. 235) und erfordert, einen großen inneren Spannungsbogen zu halten. Eine Faustregel besagt, dass Mitarbeiter nach etwa drei Jahren in einer solchen Institution verschlissen sind (Rost 2009, S. 236). Suchtkliniken haben bekanntermaßen eine höhere Fluktuation als andere Kliniken. Rost führt dies nicht auf das Vorurteil zurück, die Suchtpatienten seien saugend, entwertend und nie zufriedenzustellen, sondern in erster Linie auf die Anforderungen, welche die »Totale Institution« an die Mitarbeiter stellt (Rost 2009, S. 236). Das Klientel an sich sei nicht »anstrengender oder schwieriger« (Rost 2009, S. 238) als andere psychosomatische Patienten.

Wie ist es nun möglich, sich in so einem Umfeld nicht zu verlieren und sich nicht verschleißen zu lassen? Was könnte den Behandler und sein Team entlasten?

Es ist unvermeidbar, in diese Dynamiken zu geraten, ganz unabhängig davon, wie reflektiert wir Behandler sind. Ein therapeutischer Prozess lebt schließlich davon, dass wir uns auch verstricken dürfen – und müssen –, um dann beim gemeinsamen »Entstricken« mehr verstehen zu können.

Mitarbeiter in einer solchen Institution sollten auf jeden Fall die Verführung kritisch reflektieren, alles anbieten und wissen zu müssen. Das erfordert Demut: Der Glaube an die eigene Omnipotenz muss der Gewissheit weichen, dass wir Behandler auch nur Menschen sind. Wir müssen es aushalten, dass wir die Patienten möglicherweise frustrieren, wenn wir nicht ihrem Bild vom »helfenden Engel« entsprechen. Wir Behandler sollten nicht unreflektiert in einen erschöpfenden und aufopferungsvollen Modus fallen. Wir können uns vor Augen halten, dass wir die Löcher der Patienten nicht füllen können und dass das auch nicht unser Ziel sein kann. Statt Aufopferung, Misstrauen, Kontrolle und Unterwerfung sollte in der Suchtklinik – mehr noch als in anderen Kliniken – Wert auf eine entspannte Atmosphäre von gegenseitiger Wertschätzung, Fehlerkultur und gesunder Streitkultur gelegt werden. Unsere Selbstfürsorge kann gar nicht oft genug betont werden.

MERKE

Es muss immer wieder reflektiert werden, wann Suchtdynamiken möglicherweise in die Behandlerteams überschwappen und dort wirken. Dafür braucht es ein Bewusstsein für die Dynamik der Sucht und wie diese Institutionen formt, wenn sie unreflektiert bleibt.

Rost (2009) hebt die zentrale Wichtigkeit dieses Aspektes hervor: »Ohne eine Berücksichtigung der in den Teams insgesamt ablaufenden Gegenübertragungsdynamik und der institutionellen Rahmenbedingungen scheint mir eine sinnvolle, stationäre [...] Suchttherapie nicht möglich« (Rost 2009, S. 228).[7]

---

7 Rost bezieht sich insbesondere auf die Durchführung einer »analytischen Suchttherapie«. Wenn ich seinen Ausführungen folge, bin ich mir jedoch sicher, dass er dies auch für Suchttherapien mit anderem therapeutischen und methodischen Hintergrund geltend machen würde.

8 Der Umgang mit schwierigen Situationen

»Ein Rückfall ist bei mir ausgeschlossen!«

Verheimlichung Lügen gehören bei einer Suchterkrankung dazu. Wir Therapeuten dürfen es nicht zu persönlich nehmen, wenn eine Urinprobe positiv ist, auch wenn Patienten zuvor überzeugend Konsum verneint haben. Wenn wir uns stillschweigend doch ärgern oder den Patienten »grollen«, werden sie dies spüren und aus dem Kontakt mit uns gehen.

Eine Therapie ist gut, wenn es Patienten gelingt, Dinge mit uns anzusprechen, die nicht gut gelaufen sind – nicht, wenn es nie schwierig wird. Wenn Patienten nicht offen sein konnten, ist es wichtig, nachzufragen, was sie daran gehindert hat, offen zu sein. Wir können auch laut denken: *»Vielleicht wollten Sie nicht für Aufruhr sorgen – oder mich nicht enttäuschen; die Therapie läuft ja gut. Vielleicht befürchteten Sie, kritisiert oder bloßgestellt zu werden? Vielleicht wollten Sie auch vor den anderen Patienten ihr Gesicht nicht verlieren.«* Wir müssen nachvollziehbar begründen, warum es für *ihre* gelingende Therapie so wichtig ist, offen zu sein, nicht für *uns*! Manchmal sind Patienten erregt über die Ergebnisse und verneinen weiterhin den Konsum. Hier dürfen wir nicht mit ihnen in den Kampf gehen. Wir können ruhig zurückmelden, welche Ergebnisse wir vor uns liegen haben. Es können stichprobenartig erneute Urinproben angeordnet werden. Weitere Unregelmäßigkeiten würden dann auffallen.

Die Einladung zu Offenheit sollten wir immer wieder aussprechen. Dies ist die Grundlage für eine gelingende Therapie. Wenn Verheimlichung häufiger vorkommt und wir das Gefühl haben, Patienten sind mit ihrer Problematik nicht mehr in Beziehung mit uns Behandlern, müssen wir mit ihnen besprechen, inwieweit sie noch motiviert sind, eine Veränderung zu bewirken. Möglicherweise sind wir als Setting dann nicht mehr hilfreich und die Behandlung muss unterbrochen werden.

Regelbrüche In einem Setting testen Patienten die Grenzen aus. Das ist wichtig, damit sie sich orientieren können: Was hat Bestand? Wie viel Spielraum habe ich? Regelbrüche sollten immer angesprochen werden. Wenn ein Patient wiederholt nicht in ein Angebot kommt, darf man dies nicht einfach ignorieren. Wir sollten Regeln gut begründen können, wenn wir sie erklären. Auf der anderen Seite ist es wichtig, dass wir uns als Behandler nicht zu sehr mit Regelungen identifizieren, die wir inhaltlich selbst nicht verstehen. Dann könnten wir rückmelden, dass in diesem Fall gilt: »Regel ist Regel.«

Sonderwünsche Manchmal kommen Patienten – vielleicht sogar diejenigen anderer Therapeuten – kurz vor den Wochenenden mit dem Wunsch einer Sonderregelung auf uns zu; sie möchten beispielsweise schon vor Ende der Therapie in die Beurlaubung gehen oder diese verlängern. Meist gibt es dafür sehr nachvollziehbare emotionale Gründe. Das bringt uns als Behandler in eine Zwickmühle: Einerseits wollen wir nicht die »Bösen« sein, die den Patienten einen gut begründeten Sonderwunsch verbieten. Andererseits macht es ja Sinn, dass solche Sonderwünsche mit dem eigentlichen Ansprechpartner im Vorhinein verhandelt werden sollten. Solche kurzfristigen Wünsche drücken uns Behandler regelrecht in eine Elternrolle. Bei uns liegen plötzlich die Entscheidung und die Verantwortung.

Die Patienten zwingen uns damit, sie wie Kinder zu behandeln, die entweder ihren Wunsch gestattet bekommen oder aber streng nach Linie behandelt werden (Yalom 2005, S. 82 ff.). Diese Dynamik müssen wir mit den Patienten anschauen. Bei Sachse & Kramer (2016, S. 31) wird die Methode »Markieren und darauf zurückkommen« vorgeschlagen. In manchen »aufgeheizten« Situationen kann man dem Sonderwunsch stattgeben, die Situation jedoch »markieren« und anmerken, dass sie in der Therapiesitzung wieder aufgegriffen wird.

»Alles gut.« Manche Patienten kommen ohne Auftrag in die Therapie. Die Sitzung fängt mit »alles gut« an. Die Erwartungshaltung wird spürbar, dass wir nun »arbeiten«. Wir fangen an, uns auf die Suche zu machen: Welche Themen könnten relevant sein? Wie könnte ich die Stunde mit dem Patienten gestalten? Unser Patient bleibt jedoch in seiner Haltung und begibt sich nicht auf die innere Suche. Wir sollten auf dieses Beziehungsangebot nicht unreflektiert anspringen. Laut Dörner et al. (2007, S. 262) sollte sich der Patient nicht »bei mir« als Therapeut, sondern bei sich aufhalten. In diesem Fall können wir mit den Patienten besprechen, was Therapie überhaupt ist und wie sie sie gewinnbringend nutzen können. Wir können auch zurückmelden, welche Impulse die uns entgegengebrachte Haltung auslöst und ob das ihre Absicht war (z. B. nicht weiter zu fragen, die Sitzung früher zu beenden, wenig Interesse zu haben, keinen Auftrag zu hören, sich auf Abstand gehalten fühlen). Es gibt insbesondere ältere Patienten oder Patienten mit Migrationshintergrund, mit denen wir zunächst wirklich informierend und psychoedukativ arbeiten müssen. Ich achte auf meine Resonanz, ob wir in Beziehung sind und mein Gegenüber tatsächlich *etwas will*. Anfänglich *investiere* ich dann auch gern durch viele Fragen und mein Interesse. Irgendwann gebe ich die Suchhaltung allerdings an den Patienten ab und nehme nur noch eine begleitende Rolle ein. Es ist auch möglich, die Sitzung früher zu beenden; unser Auftrag ist nicht, die Patienten zu unterhalten!

Narzisstische Patienten Insbesondere ältere Männer mit einer Abhängigkeitsproblematik haben oft einen narzisstischen Stil. Das bedeutet, dass sie unter einer Selbstwertregulationsstörung leiden und diese in einer spezifischen Form abwehren. Das Leid ist jedoch häufig nicht sichtbar. Es zeigt sich eher in Beziehungsstörungen. Narzisstische Patienten haben keine *wirklichen Probleme.* Sie wollen ernst genommen und respektiert werden. Wenn sie sich bei uns sicher fühlen, nicht kritisiert oder beschämt zu werden, öffnen sie sich auch irgendwann. Aber das kann etwas dauern. Wir müssen die kleinen Türen finden, hinter denen sie ein Problembewusstsein erkennen lassen (Sachse 2013, S. 87 ff.). Diese sollten wir gut abspeichern und an geeigneter Stelle darauf zurückkommen, z. B.: *»Sie haben doch anfänglich erwähnt, dass Sie manchmal einiges zu persönlich nehmen und dann schnell defensiv und abwertend werden. Sie sagten, dass Sie das eigentlich nicht wollen. Ist das gerade so eine Situation?«* Eine typische narzisstische Abwehr besteht darin, andere ab- und sich selbst aufzuwerten. Die Aufgabe des Therapeuten ist es, den Patienten immer wieder behaglich auf sich zurückzuführen. Durch die »narzisstische Abwehr« kommt man nicht hindurch. Wir müssen sie benennen und der Reflexion zugänglich machen. Patienten sind dafür und für ehrliche differenzierte Rückmeldungen häufig sehr dankbar.

Manchmal ist es auch notwendig, dass wir persönliche Fragen nicht beantworten *(»Wofür müssen Sie das wissen? Ich bin nicht als Privatperson hier«)* und Grenzen setzen *(»Hier setzte ich eine Grenze. Abwerten lasse ich mich nicht. Wenn Sie jedoch konstruktive Kritik haben, bin ich offen und nehme sie gern entgegen«).* Auch wenn wir vielleicht »beeindruckt« sind, dürfen wir uns nicht einschüchtern lassen. So könnte ein Impuls auf die erwähnte negative Bewertung durch den Patienten in der Gruppentherapie sein, mich beim nächsten Mal besonders anzustrengen, um dann besser bewertet zu werden. Damit würde ich mich jedoch unterordnen und die Prozessführung abgeben; ich frage daher beharrlich nach, was sie erlebt haben. In den Einzeltherapien arbeite ich für sehr wertende Patienten wenig vor. Ich beginne die Stunden dann mit »Was bringen Sie heute mit?« oder »Wie möchten Sie die Stunde heute nutzen?«. Ich lasse also die Patienten die »Arbeit« machen. Das klappt i. d. R. bei narzisstischen Patienten ganz gut. »Gesprächsmaterial« ist ja ausreichend vorhanden.

Einige Therapeuten sind der Überzeugung, dass *»erfolgreiche Narzissten«* einer Behandlung nicht zugänglich sind. In der Anfangszeit der stationären Therapie jedoch ist das Leid noch präsent. Das in den ersten Gesprächen Gesagte müssen wir uns gut merken, um die Patienten, wenn es ihnen während der Behandlung wieder besser geht, an ihren eigentlichen Auftrag zu erinnern. Häufig sind dies sehr intelligente Menschen mit einer guten und raschen Auffassungsgabe. In der Therapiegruppe nutze ich dies, indem ich sie etwas co-therapeutisch mitarbeiten lasse. Dies lasse ich allerdings nur *durchgehen*, wenn sie sich auch als Patienten in der Gruppe zeigen. Dies stärkt ihr Selbstwertgefühl und auch die therapeutische Arbeitsbeziehung. Des Weiteren kann dadurch ein *Machtkampf* vermieden werden.

Humor lässt sich in der Therapie mit narzisstischen Patienten gut einsetzen. Durch humorvoll formulierte Spitzen bei kleinen Grenzüberschreitungen lassen sich große Konfrontationen vermeiden. Wir zeigen jedoch, dass wir dies nicht unbemerkt *durchgehen lassen*.

FALLBEISPIEL

Ich fragte mal einen Patienten, welche Rolle er in der Gruppe einnehme. Er sagte dann, er sei der Chef. Sogleich biss er sich auf die Zunge, weil diese Bemerkung spontan und unüberlegt kam. Sie war aber offensichtlich für ihn stimmig. Ich bedankte mich dann mit einem Schmunzeln, dass er mich in seinem Schatten die Gruppe leiten lässt.

Beziehungstests Viele Patienten *testen* die Grenzen der Beziehung, was auch wichtig ist. Einige von ihnen sind in Beziehungen immer wieder getäuscht und enttäuscht worden. Indem sie uns in *schwierige Situationen* bringen und sehen, wie wir darauf reagieren, können sie uns besser einschätzen. Sie können so besser bewerten, ob sie sicher bei uns sind, wenn es mal tiefer geht oder schwierig wird. Deshalb müssen wir für Beziehungstests offen sein, sie keinesfalls persönlich nehmen und uns nicht ärgern. Wenn die Patienten merken, dass wir auch in getesteten Situationen ruhig, klar und insbesondere zugewandt bleiben, kann die Therapie vertieft werden. Tests der Patienten ermöglichen ihnen Sicherheit und Klarheit in der Beziehung (Sachse 2013, S. 41 ff.).

9 Mögliche Fallstricke in der Therapie

Wir übernehmen zu viel Verantwortung für die Patienten. Wir »suchen« nach möglichen Themen und Zusammenhängen und gleisen alles relevante Sozialpsychiatrische auf. Der Patient wird zwar ein »Fan« von uns sein. Allerdings bevormunden wir ihn damit und verhindern die Erfahrung, dass er selbstwirksam und selbstverantwortlich seine Therapie gestalten kann. Mehr noch: »Alles, was von uns kommt, verringert noch einmal seine Selbstachtung« (Dörner et al. 2007, S. 268).

Wir übernehmen unreflektiert das strenge Über-Ich und genießen die Rolle des autoritären Klinik-Polizisten, indem wir disziplinarisch entlassen, ermahnen, filzen und anderweitig für »Ruhe und Ordnung« sorgen. In einem eher unerfahrenen therapeutischen Umfeld wird diese harte Haltung oft gratifiziert. Andere Therapeuten werden als »zu weich« abgetan. Therapeutisch ist bei dieser Haltung keine Veränderung zu erwarten, da Patienten dadurch *infantilisiert* (Rost 2009, S. 216) würden. Patienten wollen sich nicht kontrollieren und belehren lassen und beginnen, die Therapeuten auszutricksen.

Wir haben es »so richtig gut« mit den Patienten. Wenn wir uns zu viel, auch emotional, involvieren, verlieren wir die klaren Grenzen im Kontakt und auch der Rollen. Wir haben keine »professionelle Distanz« zu den Patienten und der Erkrankung. Patienten sind »durch zu viel Nähe zu mir für mich unerreichbar«

(Dörner et al. 2007, S. 262) geworden. Rückschläge und Rückfälle nehmen wir dann eher persönlich. Gerade in diesen Fällen resignieren wir innerlich und lassen die Patienten unbemerkt fallen. Rückfälle und Heimlichkeiten würden wir persönlich nehmen. Unser Beziehungsangebot wird leer. Wir haben hier die Aufgabe, die Patienten wieder »auf Distanz zu boxen« (Dörner et al. 2007, S. 263). »Die zu große Nähe und Anpassung ist die undurchschaubarste und todsichere Methode, sich als Person ›draußen‹ zu halten, sich auf eine wirkliche Beziehung, in der ich mich auch dem Anderen auszusetzen habe, nicht einzulassen« (Dörner et al. 2007, S. 262).

Wir handeln co-abhängig. Co-abhängig handle ich immer dann, wenn ich mit meinem Verhalten das süchtige Verhalten stütze oder schone. Das ist häufig sehr subtil und passiert ständig in der Suchtbehandlung: wenn ich z. B. das Gefühl habe, der Patient riecht nach Alkohol, es aber nicht anspreche, weil gleich Wochenende ist und ich davor keine unangenehme Konfrontation möchte. Oder wenn der Patient sein Konsumereignis nicht in der Gruppe erzählen muss, weil er sich so schämt. Oder wenn ich anfange, bestimmte »Fehlschläge«, Regelübertritte oder Verdachtsmomente meinerseits vor den anderen Teammitgliedern nicht zu erzählen. Vielleicht »vergesse« ich, den Patienten auf das positive Drogenscreening anzusprechen. Oder ich lasse mich schnell mit einer ungläubigen Erklärung abspeisen.

Wir werden investigativ. Möglicherweise haben wir bei einem Patienten das Gefühl, dass er heimlich trinkt. Wir können nun impulsiv reagieren und ihn stärker kontrollieren, misstrauisch werden und ihn schließlich »auf frischer Tat ertappen«. Dies führt bei dem Patienten wiederum dazu, dass er sich seine eigenen autonomen Räume sucht. Er versucht, sich der Kontrolle zu entziehen. Das Spiel könnte lauten: »Wer ist schlauer?« Es folgt dem gleichen Muster wie der jahrelange Teufelskreis mit den Angehörigen. Eine therapeutische Veränderung innerhalb dieser Dynamik ist nicht möglich.

Ich versuche, als Therapeut »das ideale Objekt« zu sein. Therapie heißt nicht, immer lieb, empathisch und versorgend zu sein. Nicht jedes Fehlverhalten ist durch die Erkrankung »abgedeckt«. Wenn wir diese Art von Beziehung anbieten, kann der Patient nur enttäuscht werden. Unsere Patienten schätzen eher authentisches und klares Verhalten. Wir sollten Fantasien über das »perfekte Gegenüber« nicht unterstützen, sondern uns realistisch und menschlich zeigen.

Wir setzten zu ehrgeizige Ziele. »Never work harder than your client.« Diese Faustregel ist für unsere Psychohygiene in der stationären Arbeit wichtig. Ziele mit den Patienten sollten realistisch und erreichbar sein. Wunderheilungen sind leider nicht möglich.

Wir sind zu aktiv, zu früh auf Lösungssuche und stellen uns als Experten mit guten Ratschlägen zur Verfügung. Wir versuchen, die »Löcher« des Patienten zu füllen. In diesem Fall suchen wir für den Patienten und der Patient ist mit seiner Suchhaltung bei uns. Ziel ist es jedoch, dass *der Patient bei sich* ist und *wir bei uns*. Der Patient sollte mithilfe unserer Aufmerksamkeit selbst aktiv und auf Lösungssuche sein. »Gerade im Suchtbereich ist Selbsthilfe und Selbst-Therapie wirksamer als unsere noch so kunstvollen therapeutischen Angebote« (Dörner et al. 2007, S. 266).

Wir werden zum »Feuerlöscher«. Manche Patienten »rennen« von einer Krise in die nächste. Wir als Therapeuten sind damit beschäftigt, ein »Feuer« nach dem anderen zu löschen. Wir versuchen den Patienten zu folgen und kommen innerlich kaum hinterher. Hier ist eine von uns klar strukturierte Therapie erforderlich. Wir einigen uns mit den Patienten auf einen klar umgrenzten Fokus für die Behandlung. Häufig ist dies ein »Abwehrmodus« des Patienten, der es verhindert, im Kontakt »tiefer« zu den eigentlichen Themen zu kommen.

Wir setzen voraus, dass Patienten abstinent werden wollen. Häufig gehen wir in Therapien zu schnell vor. Wir nehmen einige Bedingungen als selbstverständlich an, die jedoch überhaupt nicht selbstverständlich sind. So wollen längst nicht alle Patienten auch nach der Behandlung abstinent leben! Bis dies klar ist, müssen Ambivalenz und Abwägung Teil der Therapiegespräche sein. Es bringt wenig, wenn der Patient alle möglichen Strategien kennt, wie er mit Craving umgehen könnte, jedoch insgeheim weiter trinken möchte. Die Gespräche sollten wir so gestalten, dass unsere Patienten den *»Change Talk«* (Miller & Rollnick 2015, S. 21) übernehmen. Wir dürfen nicht der Versuchung erliegen, Patienten als Helfer wieder auf »die richtige Spur« bringen zu wollen (Miller & Rollnick 2015, S. 20).

Ein Kollege erklärte mir diese Methode etwa so: Ich bitte einen Patienten darum, auf einer Skala von 1 bis 10 einzustufen, wie stark seine Motivation ist, abstinent zu leben. Er sagt 3. Nach den Prinzipien des »Motivational Interviewing« würde ich dann nicht fragen, warum nicht 10, sondern: Warum nicht 2? Der »Change Talk« ist in diesem Fall bei dem Patienten. Denn er sucht bei sich nach den guten Gründen für die Abstinenz.

Wir binden das soziale Umfeld nicht ein. Patienten müssen letztendlich wieder in ihrem Umfeld klarkommen. Konflikte sind vorprogrammiert, wenn Angehörige falsche Erwartungen oder Vorstellungen von der Therapie und dem gemeinsamen Umgang mit der Sucht nach der Therapie haben. Wo immer es möglich ist, sollten Paargespräche oder Familiengespräche stattfinden, in denen der künftige Umgang mit der Sucht vorbereitet wird und ein realistischer Ausblick geschieht. Ich habe Patienten häufig sagen hören: »Mein Partner ist noch nicht so weit.« Dahinter steht häufig eine Vermeidung des Themas. Es lohnt sich hier, etwas pedantisch zu sein.

Die Nachsorge wird aus den Augen gelassen. Die Nachsorge ist ein wesentlicher Teil der Therapie. Oft bereitet die stationäre Behandlung lediglich die Nachsorge in Form von tagesklinischer Behandlung, Selbsthilfegruppen oder ambulanter Therapie vor. Wenn Patienten in ihr unverändertes Umfeld zurückkehren, ist die Prognose häufig nicht sehr gut.

J. W.: Welche Fallstricke in der Therapie fallen dir spontan ein?

Max Dürr: Ich weiß nicht, ob ich es Fallstricke nennen würde. Ich bin in meiner langjährigen Laufbahn immer wieder in Situationen geraten, für die ich im ersten Moment keine gute Lösung wusste. Das geht mir auch heute noch so. Auch deswegen macht es mir noch immer Spaß. Das heißt aber, dass es darum geht, sich immer wieder neue Lösungen auszudenken und dabei kreativ zu sein. Ich habe dabei gelernt, dass ich mir Zeit lassen kann und die Menschen meiner Umgebung um Geduld bitten muss, weil mir geeignete Lösungen manchmal erst nach einer Weile einfallen.

10 Haltungen für eine unbefangene positiv zugewandte Beziehungsgestaltung

Es gibt zahlreiche mögliche Haltungen in Bezug auf die Patienten, die Sucht und unsere Rolle als Therapeuten. Manche davon fördern eine unbefangene, positiv zugewandte Beziehungsgestaltung, andere behindern sie. Unbefangen sind wir dann, wenn wir nicht unreflektiert auf das unbewusste Beziehungsangebot der Patienten aufspringen. Wenn wir also nicht ohne Weiteres die Rolle des Helfers, des Experten, des Retters oder des strengen sanktionierenden Richters übernehmen.

MERKE

Eine unbefangene, positiv zugewandte Beziehungsgestaltung erkennen wir daran, dass wir neugierig auf unseren Patienten sind und mit ihm gemeinsam schauen können, wo er steht und was er braucht, um seine Ziele erreichen zu können.

Diese Art der Beziehungsgestaltung wird erschwert, wenn wir uns beispielsweise in den Therapieerfolgen des Patienten spiegeln möchten, um dadurch eine narzisstische Aufwertung zu erfahren. Wenn dies unbewusst passiert – und das ist normal als Berufsanfänger –, dann sind wir als Therapeuten befangen: Rückfälle, Terminabsagen oder Therapieabbrüche erleben wir dann als persönliche Kränkung. Wir dürfen unsere Patienten nicht für unser narzisstisches Gleichgewicht funktionalisieren.

Ein Berufskollege erwähnte mal, dass eine Behandlung, die nach einem Konsumereignis abgebrochen wurde, ja offensichtlich gescheitert ist. Diese Perspektive ist in der Suchtbehandlung nicht dienlich. Sie ist zu eng und sieht den Lernprozess in Bezug auf einen veränderten Umgang mit der Sucht auf eine stationäre Behandlung begrenzt. Genauso ist es nicht unbedingt ein Therapieerfolg, wenn unsere Patienten während der Behandlung überhaupt nicht konsumieren: Das fällt den meisten überhaupt nicht schwer. Eine gute therapeutische Beziehung in der Suchtbehandlung erkennt man daran, dass die Patienten die Therapeuten an schwierigen Gefühlen und Gedanken teilhaben lassen und auch Rückfälle und Rückschläge besprechen können. Wenn sie bemerken, dass wir Therapeuten auf ihre Fortschritte stolz sind, dann werden sie zukünftige Konsumereignisse möglicherweise aber verheimlichen, da sie die gute Beziehung nicht gefährden und uns Behandler nicht enttäuschen wollen. Abstinenz ist nicht das einzige Kriterium für Therapieerfolg und bei vielen nicht das angestrebte Ziel. Wir Behandler sollten nicht beunruhigt oder plump-konfrontativ werden, wenn Patienten andere Ziele erwähnen. Wir sollten unbefangen bleiben und gemeinsam prüfen, was Sinn macht und was nicht.

J. W.: Wie schaffst du es, nach so vielen Jahren in der Suchttherapie nicht die *Hoffnung* für deine Patienten zu verlieren?

Max Dürr: Während der stationären Behandlung gibt es bei fast allen Patienten eine positive Entwicklung. Ich habe in den langen Jahren meiner Berufstätigkeit auch immer wieder Geschichten von ehemaligen Patienten erfahren, denen es nach der Therapie deutlich besser als vorher ging. Ich freue mich auch oft über die kleinen Fortschritte und Veränderungen, die während der Behandlung möglich sind.

Therapeuten, die vieles persönlich nehmen, sind anfälliger dafür, durch die Arbeit auszubrennen. Die Therapeuten, die langjährig in den Kliniken wirken, habe alle etwas gemeinsam: Sie sind entspannt, wenig wertend, pochen wenig auf disziplinarische Entlassung und setzen auf Gespräche. Sie sind neugierig geblieben, experimentierfreudig und mögen ganz allgemein ihre Patienten. Die »guten« Suchttherapeuten erkennt man häufig erst auf den zweiten Blick und insbesondere daran, was sie nicht tun: Sie versuchen nicht, auf alles eine Antwort zu haben, sie verbiegen sich nicht, sie lassen sich nicht so leicht aus der Ruhe bringen. Sie sehen die ständigen Auseinandersetzungen über Grenzen, Konsum und Klinikregeln als nicht immer freudvollen, aber notwendigen Teil der Behandlung an. Sie resignieren nicht, sie sind aber auch nicht überschäumend aktionistisch. Wenn ein Patient drei Wochen nach einer Behandlung wiederkommt, begrüßen sie diesen damit, dass es toll ist, dass er so schnell die Reißleine wieder ziehen konnte. Die erneute Aufnahme der Behandlung wird als Fortschritt gesehen, beginnende destruktive Muster wieder schneller durchbrechen zu können.

Die Suchttherapie ist eine »Down-to-earth-Therapie«! Wenn ich Patienten schon bald nach Ende der ersten Behandlung in der Klinik wiedersah, fühlte ich oft Enttäuschung. War ich also als Therapeut unwirksam? Oder ich spürte sogar eine subtile Genugtuung: Einige hatten schließlich beteuert, dass der Konsum nie wieder ein Thema werden würde! Sie vermieden gekonnt und effizient die tiefere Auseinandersetzung mit dem Thema; man wolle ja schließlich den Teufel nicht an die Wand malen!

Ich habe im Folgenden die Haltungen zusammengefasst, die meiner Meinung nach einer unbefangenen positiv zugewandten Beziehungsgestaltung zwischen Klient und Therapeut dienlich sind.

PRAXISTIPP Hilfreiche Haltungen für unsere Patienten

- Ein veränderter Umgang mit dem Suchtmittel ist ein Lernprozess und Lebensthema.
- Betroffene dürfen immer wieder in alte Muster zurückfallen und auch immer wieder neu starten.
- Konsumereignisse und Rückfälle sind normal.
- Solange Betroffene auf dem Weg der Veränderung sind, können sie selbst und auch Angehörige auf sich stolz sein.
- Für Betroffene erfordert Abstinenz eine Veränderung ihrer Gewohnheiten und nicht selten ihres gesamten Umfeldes. In Versuchungssituationen müssen Patienten wach und kontrolliert sein, um nicht zu trinken. Abstinenz ist eine Leistung!
- Jedes Zurückkommen in die Therapie bedeutet eine Vertiefung des Lernprozesses.
- Jeder steht da, wo er steht. Lebenslange Abstinenz muss nicht für jeden Betroffenen das Ziel sein.
- Ambivalenz in Bezug auf eine Veränderung ist normal: Jeder Betroffene hat eine Seite, die weiter konsumieren möchte, und eine, die aufhören will.
- Unsere Patienten trinken nicht, weil sie schwach oder stur sind. Sie trinken aus bestimmten Gründen und haben noch keine besseren Alternativen gefunden.
- Jeder Patient möchte insgeheim eine Veränderung, sonst wäre er nicht in der Klinik. Viele wissen jedoch noch nicht, wie diese Veränderung aussehen könnte.

Hilfreiche Haltungen für uns Therapeuten

- Man kann Therapie nicht »richtig« machen – nur »stimmig« und persönlich.
- Menschlich bleiben. Wir können den Patienten, die häufig einen sehr hohen Anspruch und starken inneren Kritiker haben, vorleben, dass man nicht alles wissen oder können muss und auch fehlbar sein darf.

- Wir müssen die Bereitschaft haben, unsere eigene begrenzte Bedeutung als Therapeut für die Entwicklung des Patienten und die begrenzte Wirksamkeit unserer Interventionen anzuerkennen.
- Wir müssen gut für uns sorgen.
- Wir dürfen entspannt, zurückgelehnt, offen und interessiert sein.
- Wir müssen Pausen machen, wenn wir merken, dass uns die Arbeit überfordert und wir uns aufopfern. Wir können die »Löcher« der Patienten nicht füllen. Das ist auch nicht unsere Aufgabe.
- Wir können uns die innere Freiheit nehmen, nicht durchblicken zu müssen.
- Wir müssen eigene süchtige Anteile reflektieren und dies für die Behandlung und das eigene Persönlichkeitswachstum nutzen: Wo bin ich selbst aggressionsgehemmt, wo passe ich mich an, anstatt meine innere Wahrheit zu vertreten, wo vermeide ich Konflikte?
- Wir können den fachlichen Austausch suchen, um das Interesse für dieses faszinierende Thema aufrechtzuerhalten. Wenn wir die Dynamik der Sucht besser verstehen, ist die Wahrscheinlichkeit geringer, dass wir ins unbewusste (Mit-)Agieren kommen.
- Wir sollten eine demütige Haltung einnehmen: Ich kann nur in dem Maße unterstützen und wirken, wie der Patient zu einer Änderung bereit ist. In der Suchtbehandlung gilt das Motto: »Gras verschwindet, wenn man daran zieht.«
- Wir holen den Patienten da ab, wo er steht, und können auch kleine Fortschritte sehen.
- Wir geben Verantwortung an den Patienten ab: Die Klinik ist das, was er daraus macht. Ganz nach dem Motto aus der Suchttherapie: »Du schaffst es nur alleine, aber alleine schaffst du's nicht!«

11 Anforderungen an uns Therapeuten

»Empathie und konstruktive Aggression Hand in Hand.«

Bei den zahlreichen Fallstricken muss man sich fragen, wie man es überhaupt vermeiden kann, da hineinzutappen. Die Antwort ist: Man kann es nicht vermeiden! Und das ist völlig in Ordnung! Manchmal ist es sogar für die Therapie wichtig, um Lernerfahrungen zu machen.

Wir sollten jedoch nachträglich einordnen können, was geschehen ist. Wir sollten uns nicht unreflektiert mit den uns von den Patienten zugewiesenen Rollen identifizieren! Wir können Therapie nicht richtig machen! Richtig oder falsch sind äußere Maßstäbe. Wir sollten unser therapeutisches Handeln weniger danach richten, was andere als richtig oder falsch empfinden, sondern danach, was für uns in der individuellen Beziehung und Situation stimmig ist. Mit dieser Haltung machen wir ein persönliches Beziehungsangebot, sind berührbar und fehlbar und damit auch Vorbild für unsere Klienten. Wir können die Therapie in Verbindung mit unserem fachlichen Wissen und unserer Persönlichkeit stimmig machen: mit Interesse und Klarheit, mit gutem Kontakt zu unserem Bauchgefühl, zu unserer Empathie und auch zu unserer gesunden Aggression. Dazu gehört ebenfalls ein gewisser Idealismus: Wir leisten einen wichtigen Beitrag im Umgang mit einer nicht immer einfachen Klientel. Wir bleiben positiv zugewandt im Kontakt, obwohl wir nicht in unserer therapeutischen Potenz gespiegelt werden. Wir bleiben möglichst unbefangen, indem wir immer mehr von den komplexen Dynamiken verstehen – und uns und unseren Einfluss darauf immer realistischer verorten. Zentral ist die Frage, wie wir, gerade als junge Therapeuten, in diesem potenziell ausbrennenden Feld gesund bleiben können.

J. W.: Wie bleibt man in der Suchttherapie gesund?

Max Dürr: Ich glaube, dass es wichtig ist, neben der Arbeit noch andere Interessen zu verfolgen, die einem sinnvoll erscheinen. Im Sinne der Selbstfürsorge finde ich es auch wichtig, für sich selbst Möglichkeiten zu finden, mit den eigenen Betroffenheiten und Berührungen, die im Kontakt mit den Patienten entstehen, gut umzugehen. Auch die erwähnte Haltung der Neutralität kann einem dabei helfen, sich nicht zu sehr mit den Schicksalen zu identifizieren. Hart gesagt: Es kann einem eigentlich egal sein, ob sich jemand dafür entscheidet, während oder nach der Behandlung weiter zu trinken. Es ist nicht mein Leben, das dabei kaputtgeht.

Viele junge Therapeuten beginnen ohne eine spezifische Ausbildung. Es wird vorausgesetzt, dass es »irgendwie schon klar« ist, wie Gruppen geleitet werden oder die Therapie *geht*. Es sind ja nur Gespräche! Es ist nur überhaupt nicht klar. Zu Beginn meiner Arbeit schwamm ich ganz schön. Die Patienten haben gefühlsmäßig vieles in mir ausgelöst. Mit meiner Erfahrung konnte ich jedoch nirgendwo richtig andocken, da die erfahrenen Therapeuten das alles so »locker« genommen und gemacht haben. Und »locker« war ich mit Sicherheit nicht. Ein junger Kollege hat mir dann erzählt, wie schwierig der Start auch für ihn war. Das hat mir sehr geholfen, mich an meinen Gefühlen zu orientieren und meiner Wahrnehmung wieder mehr zu trauen.

Die Anforderungen in unserem Setting sind deshalb auch so hoch, weil wir ganz verschiedene »Hüte« aufhaben. Einerseits sind wir Einzeltherapeuten, dann Gruppentherapeuten, wir müssen den Kostenträgern Rechenschaft ablegen sowie das Setting und seine Regeln schützen. Wegen der Notwendigkeit, Regelbrüche anzusprechen – und diese kommen nun einmal in einer Klinik mit umfangreichem Regelkatalog vor –, fühle ich mich häufig in die Rolle des »Pädagogen« gedrängt. Und auf diese Rolle habe ich gar keine Lust. Das mache ich meinen Patienten gegenüber auch klar. Ich habe Lust auf eine therapeutische Begleitung und wenn möglich eine Begegnung auf Augenhöhe. Der Klient hat einen Veränderungswunsch und ich biete meine Wahrnehmung, Resonanz, meine Erfahrung und mein Wissen an.

Das Setting ist potenziell aufreibend, wir werden neben Erfolgserlebnissen und wertvollen Begegnungen auch mit Zurückweisungen und Entwertungen konfrontiert und bekommen wenig narzisstische Gratifikation. Die Arbeit im Suchtbereich ist vielschichtig, komplex und sehr interessant, aber wir müssen gut auf uns selbst aufpassen und Verantwortung für unsere Grenzen und Bedürfnisse übernehmen. Wir müssen lernen, unsere Quellen der Anerkennung und Bestätigung außerhalb der therapeutischen Beziehungen zu suchen. Nur wenn wir ein ausgewogenes Leben außerhalb der Klinik führen und unsere Beziehungen pflegen, können wir für uns sorgen. Das ist unsere Verantwortung als Therapeuten.

Ein erfahrener Therapeut sagte mir einmal, es gäbe drei wichtige Regeln für einen jungen Psychotherapeuten:

1. Dem Therapeuten muss es gut gehen!
2. Dem Therapeuten muss es gut gehen!
3. Dem Therapeuten muss es gut gehen!

Für mich ist die besondere Herausforderung mit unserer Klientel, ein stetiges und offenes Beziehungsangebot zu machen, mich immer wieder auf Beziehung einzulassen, ohne innerlich zu resignieren oder mich hinter der »Expertenrolle« zu verschanzen. Dazu schreiben Dörner et al. (2007, S. 263): »Beziehungen sind für Sie erst dann ›normal‹, wenn Sie selbst in der Zustimmung des Anderen auch noch seinen Widerstand gegen Sie spüren und dies gemeinsam akzeptieren können.« Das erfordert eine große therapeutische Reife und innere Festigkeit. Mögen wir die Kraft und Reife haben, Menschen zu helfen, die es uns nicht leicht machen werden, die immer wieder das Suchtmittel unserer Beziehung vorziehen werden, die aber umso mehr unsere Unterstützung und unsere Geduld brauchen. Wir müssen quasi unabhängig von ihnen klar bei unserer therapeutischen Haltung bleiben.

J. W.: Welchen Rat würdest du kurz gefasst angehenden Suchttherapeuten mit auf den Weg geben?

Max Dürr: Macht euch nicht abhängig von den Fortschritten oder Rückschritten der anderen. Auch wenn es nicht einfach ist, unser Einfluss auf das Leben der anderen ist zumeist nur sehr begrenzt. Man könnte dies auch mit dem Begriff der Demut beschreiben. Einer der hier tätigen Supervisoren hat einmal gesagt, es wäre sowieso verwunderlich, dass Menschen ihr Leben ändern, nur weil wir Schallwellen absondern.

Die »guten« Suchttherapeuten fordern sich selbst und ihr Gegenüber, ohne zu überfordern. Wenn wir uns an dieser Grenze bewegen, bleiben wir frisch, präsent und neugierig. Ich konnte so lernen, meine eigene Resonanz sehr ernst zu nehmen und bei meiner »inneren Wahrheit« zu bleiben. Für meinen Weg als Therapeut bin ich durch die Suchttherapie standhafter, klarer und geduldiger geworden. Ich habe gelernt, nicht zu brauchen, dass meine Patienten mich brauchen. Wenn sie mich brauchen, bin ich jedoch gerne da.

Unsere Patienten haben nicht nur ein Gespür für unsere eigenen wunden Punkte, wir können sie auch als unsere Entwicklungshelfer sehen. So musste ich mich im Verlauf meiner Tätigkeit intensiv mit folgenden Fragen auseinandersetzen: Wo habe ich selbst suchtähnliche Tendenzen? Wo passe ich mich an? Wo unterdrücke ich meinen Eigensinn? Wie gut kann ich bei mir bleiben, wenn mein Gegenüber eine andere Wahrnehmung oder Meinung vertritt? Wo scheue ich die Auseinandersetzung? Wo will ich es richtig machen, anstatt zu schauen, was für mich stimmig ist? Wo mache ich mich abhängig von anderen und richte mich nach gefühlten Erwartungen, anstatt meiner eigenen inneren Wahrheit zu folgen? Bei diesen Themen waren meine Patienten eine Entwicklungshilfe für mich. Ich danke ihnen dafür.

Meine Arbeit hilft mir dabei, mich als Therapeut und Mensch stetig weiterzuentwickeln und dabei klar bei mir zu bleiben. Sie ermutigt mich, mit meiner eigenen Empathie und konstruktiven Aggression Hand in Hand zu gehen. Hier bietet die Suchttherapie mit ihren Herausforderungen und ihrer Vielschichtigkeit eine große Chance.

Und das Wichtigste zum Schluss: Unabhängig davon, wie herausfordernd manche Prozesse sein können, wir sollten nie vergessen, Freude dabei zu haben und gut für uns zu sorgen!

Danksagung

Mein herzlicher Dank gilt …

… meinen Supervisoren Christiane Rösch (Konstanz), Gustl Marlock (Frankfurt) und Cornelie Storz (Konstanz) für wertvolle Einsichten und die fachliche Begleitung.

… meinem Supervisor Dr. Bernhard Grimmer, der mir bei einigen psychoanalytischen Begriffen beratend zur Seite stand.

… der Forel Klinik und deren tollen therapeutischen Kolleginnen und Kollegen. Dort konnte ich beobachten, lernen, ausprobieren, Fehler machen, durch Fehler lernen und immer mehr über das spannende Feld der Suchttherapie erfahren.

… allen Patientinnen und Patienten der Forel Klinik, die das Wagnis einer Therapie eingegangen sind und sich uns Therapeuten gegenüber öffnen und verletzlich machen.

… meinem Freund und Kollegen Max Dürr, der bereits seit 25 Jahren in der stationären Suchttherapie arbeitet und sich bereit erklärt hat, ein paar Fragen für dieses Buch in Form von »Erfahrungskästen« zu beantworten.

… meinem Institut »ZIST« und in Verbundenheit Wolf Büntig († 14.08.2021), welcher die humanistische Haltung lebte und diese mit Begeisterung weitervermittelte.

… meiner Frau (und Kollegin) Irina, die mir Raum und Zeit ermöglicht hat, meine Erfahrungen aufzuschreiben. Auch der kollegiale Austausch mit dir ist immer bereichernd!

… dem Jung-Insitut Zürich, insbesondere Christa Henzler. Mein dortiges Seminar zur Suchttherapie nahm ich als Anlass, mein Handout für die jungen Therapeuten in der Klinik weiter auszuarbeiten.

... dem Schattauer Verlag, der diesen Text verlegt und damit möglich macht, dass auch Therapeuten über die Klinik hinaus davon profitieren können.

... meiner Lektorin Frau Dr. Nadja Urbani vom Schattauer Verlag, die mich stets dazu ermutigt hat, den Aufsatz in der Form eines persönlichen und unkonventionellen Erfahrungsberichtes zu belassen.

... meiner Lektorin Frau Marion Drachsel für wertvolle Anregungen, Rückmeldungen und sprachliche Korrekturen.

... vielen anderen Kollegen und Freunden, die mich zum Denken und Hinterfragen anregen!

Literatur

Basdekis-Jozsa, R. & Krausz, M. (Hrsg) (2006). Gruppentherapie in der Suchtbehandlung: Konzepte und praktisches Vorgehen. Stuttgart: Klett-Cotta.

Battegay, R. (1981). Sucht und Depression. Freiburg: Lambertus.

Beesdo, K. & Wittchen, H.-U. (2006). Depressive Störungen: Major Depression und Dysthymie. In: Wittchen, H.-U. & Hoyer, J. (Hrsg). Klinische Psychologie & Psychotherapie. Berlin, Heidelberg: Springer; 732–760.

Burlingame, G. M., MacKenzie, K. R. & Strauß, B. (2001). Zum aktuellen Stand der Gruppenpsychotherapieforschung: I. Allgemeine Effekte von Gruppenpsychotherapien und Effekte störungsspezifischer Gruppenbehandlungen. Gruppenpsychother Gruppendyn 37: 299–318.

Burlingame, G. M., Fuhriman, A. & Mosier, J. (2003). The differential effectiveness of group psychotherapy: A meta-analytic perspective. Group Dyn Theory Res Pract 7(1): 3–12.

Dilling, H., Mombour, W. & Schmidt, M. H. (2015). ICD-10. Internationale Klassifikation psychischer Störungen. Göttingen: Hogrefe.

Dörner, K., Plog, U., Teller, C. & Wendt, F. (2007). Irren ist menschlich. Lehrbuch der Psychiatrie und Psychotherapie. 3. Aufl. Bonn: Psychiatrie-Verlag.

Ebi, A. (2000). Der ungeliebte Suchtpatient. Überlegungen zur Gegenübertragung und ihren Auswirkungen in der Behandlung Alkoholsüchtiger. Psyche 54(6): 521–543.

Fleckenstein, M., Fleckenstein-Heer, M., Leiberg, S., Breit, W. & Lüddeckens, T. (2020). Mit Stolz aus der Abhängigkeit: Leistungssensible Suchttherapie. Stuttgart: Schattauer.

Glover, E. (1933). Zur Ätiologie der Sucht. Int Z Psa 19: 170–197.

Hari, J. (2015). Everything you think you know about addiction is wrong [Video]. TED Talks. www.ted.com/talks/johann_hari_everything_you_think_you_know_about_addiction_is_wrong (letzter Zugriff: 29. 07. 2021).

Hegenscheidt-Renartz, M. (1986). Spiegelphänomene in einer an Balint orientierten Supervision des Therapeutenteams einer Suchtklinik. Gruppenpsychother Gruppendyn 22: 198–211.

Heigl-Evers, A. (1991). Therapeutisches Handeln bei Abhängigkeit und Sucht unter psychoanalytischem Aspekt. In: Buchheim, P., Cierpka, M. & Seifert, T. (Hrsg). Psychotherapie im Wandel. Abhängigkeit. Berlin, Heidelberg: Springer; 164–181.

Heinz, A., Batra, A., Gouzoulis-Mayfrank, E. & Scherbaum, N. (2012). Neurobiologie der Abhängigkeit. Stuttgart: Kohlhammer.

Heller, L. & LaPierre, A. (2013). Entwicklungstrauma heilen: Alte Überlebensstrategien lösen – Selbstregulierung und Beziehungsfähigkeit stärken – Das Neuroaffektive Beziehungsmodell zur Traumaheilung NARM. München: Kösel.

Kolbe, O. (2020). Vortrag: Abhängigkeit als Beziehungsform. Forel Klinik, Ellikon a. d. Thur, Schweiz.

König, O. (2012). Gruppendynamische Grundlagen. In: Strauß, B. & Mattke, D. (Hrsg). Gruppenpsychotherapie. Berlin, Heidelberg: Springer; 21–36.

Körkel, J. (2013). Kontrolliertes Trinken: So reduzieren Sie Ihren Alkoholkonsum. 2. Aufl. Stuttgart: Trias.

Körkel, J. (2020). Ist ein kontrollierter Konsum nach Eintritt einer Abhängigkeit möglich? In: Schmidt, O. & Müller, T. (Hrsg). Die Sucht-Enzyklopädie. Lengerich: Pabst Science Publishers; 117–119.

Körkel, J. & Schindler, C. (2003). Rückfallprävention mit Alkoholabhängigen: Das strukturierte Trainingsprogramm S.T.A.R. Heidelberg: Springer Medizin.

Kraus, L. & Augustin, R. (2001). Repräsentativerhebung zum Gebrauch psychoaktiver Substanzen bei Erwachsenen in Deutschland 2000. Sucht 47(S1): 3–86.

Krystal, H. & Raskin, H. A. (1983). Drogensucht. Aspekte der Ichfunktion. Göttingen: Vandenhoeck & Ruprecht.

Lambert, M. J. & Barley, D. E. (2001). Research summary on the therapeutic relationship and psychotherapy outcome. Psychotherapy 38(4): 357–361.

Lindenmeyer, J. (2006). Alkoholmissbrauch und -abhängigkeit. In: Wittchen, H. U. & Hoyer, J. (Hrsg). Klinische Psychologie & Psychotherapie. Heidelberg: Springer Medizin; 637–660.

Lindenmeyer, J. (2010). Lieber schlau als blau: Entstehung und Behandlung von Alkohol- und Medikamentenabhängigkeit. 8. Aufl. Weinheim: Beltz.

Lindenmeyer, J. (2016). Alkoholabhängigkeit. 3., überarb. Aufl. Göttingen: Hogrefe.

Lippert, A. (2020). Therapieprogramm zur Integrierten Qualifizierten Akutbehandlung bei Alkohol- und Medikamentenproblemen (TIQAAM):

Ein verhaltenstherapeutisches Praxismanual. 3. Aufl. Tübingen: Deutsche Gesellschaft für Verhaltenstherapie.

Mattke, D. & Reddemann, L. (2010). Keine Angst vor Gruppen. Psychotherapeut 55(1): 76–78.

Mattke, D., Reddemann, L. & Strauß, B. (2009). Keine Angst vor Gruppen! Gruppenpsychotherapie in Praxis und Forschung. Stuttgart: Klett-Cotta.

McRoberts, C., Burlingame, G. M. & Hoag, M. J. (1998). Comparative efficacy of individual and group psychotherapy: A meta-analytic perspective. Group Dyn Theory Res Pract 2(2): 101–117.

Mentzos, S. (2015). Lehrbuch der Psychodynamik. Die Funktion der Dysfunktionalität psychischer Störungen. 7. Aufl. Göttingen: Vandenhoeck & Ruprecht.

Miller, W. R. & Rollnick, S. (2015). Motivierende Gesprächsführung. 3. Aufl. Freiburg i. B.: Lambertus.

Nietzsche, F. (1954). Werke in drei Bänden. Band 1. München: Carl Hanser.

Nitzgen, D. (2012). Gruppentherapie bei Abhängigkeitserkrankungen. In: Straus, B. & Mattke, D. (Hrsg). Gruppenpsychotherapie. Berlin, Heidelberg: Springer; 285–295.

Panisch, A. (2015). Alki Alki. Berlin: Sehr gute Filme.

Radó, S. (1934). Psychoanalyse der Pharmakothymie. Int Z Psa 20: 16–32.

Rogers, C. R. (1978). Die Kraft des Guten. Reinbek: Kindler.

Rösner, S. & Schwemmer, H. (2020). Wie entsteht eine Sucht? Darstellung ausgewählter neurobiologischer und -kognitiver Erklärungsmodelle. In: Schmid, O. & Müller, T. (Hrsg). Die Sucht-Enzyklopädie. Addictionary. Lengerich: Pabst Science Publishers; 15–18.

Rost, D. (2009). Psychoanalyse des Alkoholismus. Gießen: Psychosozial-Verlag.

Rost, W.-D. (o. J.). Psychodynamische Psychotherapie der Sucht (Vortragsskript). www.sucht-und-psychoanalyse.de/media/02_Psychodynami sche_Psychotherapie_der_Sucht.pdf (letzter Zugriff: 29. 07. 2021).

Sachse, R. (2013). Persönlichkeitsstörungen: Leitfaden für die psychologische Psychotherapie. 2. Aufl. Göttingen: Hogrefe.

Sachse, R. & Kramer, U. (2016). Die Schema-Borderline-Störung. In: Sachse, R. & Sachse, M. (Hrsg). Klärungsorientierte Psychotherapie in der Praxis II. Lengerich: Pabst Sience Publishers; 75–104. www.ipp-bochum.de/n-kop/borderline-persoenlichkeitsstoerung-schemabl-stoerung.pdf (letzter Abruf: 29. 08. 2021).

Schreiber, D. (2016). Nüchtern: Über das Trinken und das Glück. 3. Aufl. Frankfurt a. M.: Suhrkamp.
Schulz von Thun, F. (2007). Miteinander reden: Fragen und Antworten. Reinbek: Rowohlt.
Shazer, S. D. (2018). Der Dreh: Überraschende Wendungen und Lösungen in der Kurzzeittherapie. Heidelberg: Carl-Auer-System-Verlag.
Strauß, B. & Mattke, D. (Hrsg) (2012). »By the crowd they have been broken …«: Gruppentherapie im Wandel. In: Gruppenpsychotherapie. Lehrbuch für die Praxis. Berlin, Heidelberg: Springer; 1–5.
Voigtel, R. (1996). Die Überlassung an das unbelebte Objekt. Zur begrifflich-diagnostischen Abgrenzung der Sucht. Psyche 50(8): 715–741.
Winter, K., Reichert, G. & Pfluger-Heist, U. (2009). Wer glaubt, dass Gruppenleiter Gruppen leiten, der glaubt auch, dass Zitronenfalter Zitronen falten. Z Bewusstseinswiss Transpers Psychol Psychother 15(1): 6–17.
Wittchen, H.-U., Essau, C.A., Zerssen, D. v., Krieg, J. C. & Zaudig, M. (1992). Lifetime and sixmonth prevalence of mental disorders in the Munich follow-up study. Eur Arch Psychiatry Clin Neurosci 241: 247–258.
Wurmser, L. (1997). Die Verborgene Dimension: Psychodynamik des Drogenzwangs. Göttingen: Vandenhoeck & Ruprecht.
Yalom, I. D. (2005). Im Hier und Jetzt: Richtlinien der Gruppenpsychotherapie. 5. Aufl. München: Btb.
Yalom, I. D. (2010a). Theorie und Praxis der Gruppenpsychotherapie. 10. Aufl. Stuttgart: Klett-Cotta.
Yalom, I. D. (2010b). Der Panama-Hut oder was einen guten Therapeuten ausmacht. München: Btb.

Glossar

Ausrutscher Einmaliges Konsumereignis nach einer Abstinenzphase.

Autostimulation Gefühle werden nicht innerhalb von Beziehungen reguliert, sondern über Selbstberuhigung, welche über Stimulation erfolgt (z. B. durch Essen, Computerspiele, Suchtmittel, Medien, Masturbation).

Abstinente therapeutische Haltung Im weiteren Sinne: Der Therapeut ist neutral und kann eine professionelle Distanz aufrechterhalten. Im engeren Sinne: Im Gegensatz zu einer aktiven, direktiven oder unterstützenden Haltung verzichtet der Therapeut in analytischen Therapien auf Handlungsanweisungen oder direkte Beruhigung des Patienten. Er befriedigt nicht die unmittelbaren Bedürfnisse des jeweiligen Patienten, sondern versucht, diese aus einer neutralen und distanzierten Haltung heraus zu deuten und zu klären. Diese Haltung verstärkt regressive Prozesse und mögliche Übertragungen des Patienten auf den Therapeuten (z. B. Elternübertragung), welche dann wiederum gemeinsam bearbeitet und verstanden werden können. In der radikalen Form der analytischen Gruppentherapie halten sich Gruppenanalytiker mit Beiträgen in manchen Gruppensitzungen ganz zurück.

Abwehrmechanismen Durch unsere spezifischen Abwehrmechanismen werden unlustvolle oder schmerzhafte Gefühle, Gedanken oder Erfahrungen abgewehrt, indem wir sie aus unserem Bewusstsein fernhalten. Es wird zwischen reiferen (z. B. Verdrängung, Humor oder Rationalisierung) und unreiferen Abwehrmechanismen (z. B. Spaltung und Projektion) unterschieden. Gefühle können genauso über Gedanken abgewehrt werden wie Gedanken über Gefühle.

Agieren Handlungen, die der Abwehr von schmerzhaften oder unlustvollen Gefühlen, Gedanken und Empfindungen dienen. Patienten machen »Stimmung« gegen das Personal der Klinik, verführen andere zum Konsumieren oder spalten zwischen »guten« und »bösen« Behandlern. Gefühle oder Gedanken müssen direkt in Handlungen übersetzt werden, da der psychische Raum fehlt, diese zu halten. Indem Stimmung gegen die Klink gemacht wird, kann z. B. die Angst vor der Auseinandersetzung mit den eigenen Gefühlen gemindert werden. Durch den Ansporn anderer zum Konsum können eigene unbewusste Autonomie- und Machtbedürfnisse befriedigt werden. Die Spaltung kann dabei helfen, die eigene unaushaltbare Spannung zwischen »guten« und »bösen« inneren Anteilen zu mindern.

Craving Bezeichnet den unwiderstehlichen Drang, etwas zu konsumieren. Dies ist eines der sechs Kriterien für eine Abhängigkeit nach ICD-10.

Externalisieren Neben der Internalisierung ein für die Entwicklung unserer Psyche notwendiger Prozess. Nach Wurmser (1997) ein in seiner Bedeutung vernachlässigter Abwehrmechanismus. Er ist gekennzeichnet durch »die Suche nach einer Lösung innerer Probleme in der Außenwelt, durch Handlung …« (Wurmser 1997, S. 172), z. B. durch ein Suchtmittel. Gefühle und Empfindungen werden veräußerlicht und auf andere Menschen, Gruppen, Institutionen oder Dinge übertragen und so abgewehrt.

Gegenübertragung All die Gefühle, die wir als Therapeuten in Bezug auf unsere Patienten erleben. In den tiefenpsychologisch-analytischen Verfahren werden diese Gefühle genutzt, um Beziehungskonflikte des Patienten im Hier und Jetzt der therapeutischen Situation verstehen und bearbeiten zu können.

Ich-Grenze Wir brauchen eine flexible und ausreichend stabile Ich-Grenze, um im Austausch mit unserer Umwelt und unseren Mitmenschen das Gefühl eines kohärenten Selbst aufrechterhalten zu können. Die innere Ich-Grenze reguliert die Durchlässigkeit unbewusster Impulse, Fantasien und Gefühle in unser Bewusstsein (s. Abwehrmechanismen). Die äußere Ich-Grenze reguliert die Durchlässigkeit für die Emotionen und Bedürfnisse anderer. Sie ermöglicht es, dass wir mit anderen emotional »mitschwingen« und gleichzeitig deren Gefühle von unseren eigenen unterscheiden können. Eine gesunde Ich-Grenze ermöglicht es uns, zwischen Ich und Nicht-Ich und uns Selbst und der Außenwelt unterscheiden zu können.

Ich-Fähigkeiten Bezeichnet alle reiferen psychischen Fähigkeiten, beispielsweise Realitätsprüfung, Affektsteuerung, Empathie, Konfliktfähigkeit oder Frustrationstoleranz.

Ich-Struktur Die innere »Bühne«, auf der schließlich die inneren Konflikte ausgetragen werden. Die Bühne kann robust oder brüchig sein. In der tiefenpsychologischen Therapie wird zwischen einer guten, mäßigen, geringen und desintegrierten psychischen Struktur unterschieden. Die Ich-Struktur beinhaltet z. B. folgende Dimensionen: Bindung, Selbstwahrnehmung, Kommunikation von Gefühlen, Selbststeuerung, Affektsteuerung.

Ich-struktureller Mangel Siehe Ich-Struktur.

Ideales Objekt Eine Person, die als ideal im Sinne der eigenen Bedürfnisbefriedigung und vollständigen positiven Selbst-Spiegelung fantasiert wird. Dieses Bild entspricht dem, wie ein Kind seine Eltern sieht. In erwachsenen Beziehungen steht die Aufrechterhaltung dieser Fantasie einer authentischen Beziehung entgegen.

Internalisieren Neben dem Externalisieren ein für die Entwicklung unserer Psyche notwendiger Prozess. Wenn wir Beziehungserfahrungen internalisieren, wirken diese in uns weiter und unterstützen oder hindern uns bei der Regulation von Gefühlen.

Introjekt Bestimmte, meist negative Aspekte unserer Bezugspersonen werden zu einem Introjekt, wenn wir seine Normen, Werte, den spezifischen Blick auf sich und die Welt unbewusst und unreflektiert, also unverdaut, in uns aufnehmen. Als Introjekt beeinflusst diese dann unsere Normen, Werte und unseren Blick auf uns und die Welt.

Konfrontieren In der tiefenpsychologischen Vorgehensweise neben Klären und Deuten die dritte Interventionsebene. Patienten werden im Gespräch mit Inhalten konfrontiert, welche ihnen entweder bisher nicht bewusst waren oder aber im Gegensatz zu ihren bisherigen Ansichten standen.

Kontrolliertes Trinken Zusammen mit Fachpersonen wird ein akribischer Plan über Trinkmengen erarbeitet, über die dann auch Buch geführt wird. Häufig bieten Suchberatungsstellen geleitete Gruppenangebote hierzu an. Patienten meinen mit »kontrolliertem Trinken« häufig den selbstbestimmten reduzierten Konsum.

Libidinöse Besetzung Unsere (sexuelle) Lebensenergie kann sich an bestimmte Tätigkeiten, Dinge oder Menschen heften, welche dann eine besondere Bedeutung für uns bekommen. Die Beschäftigung mit diesen wird als lustvoll erlebt und in sie fließt viel unserer Energie.

Mentalisierungsfähigkeit Bezeichnet die Fähigkeit, eigene Motive, Geistes- und Emotionszustände wahrzunehmen und die anderer Menschen zutreffend erfassen zu können.

Nasse Klinik Bezeichnet umgangssprachlich eine Klinik, in der viel Alkohol konsumiert wird.

Narzisstische Krise Ein drohender Zusammenbruch und vollständiger Verlust des Selbstwertgefühls durch Kränkungen, tatsächliches oder drohendes Verlassenwerden. Die dadurch freigesetzte narzisstische Wut kann zu einem Suizid führen.

Objekte In der psychoanalytischen Terminologie Bezeichnung für die innere Repräsentation von Menschen oder Gegenständen aus Sicht des Subjekts, sofern eine emotionale Beziehung dazu besteht.

Oralität Bezeichnet alle Vorgänge der oralen Stimulation wie Essen, Rauchen, Schlucken, Trinken, Kauen, Saugen etc. In der psychosexuellen analytischen Entwicklungstheorie führt eine Fixierung in der oralen Phase der Entwicklung zu einer ausgeprägten Oralität. Häufig tritt diese in Verbindung mit regressiven Versorgungswünschen auf.

Punktabstinenz Die Abstinenz vom Suchtmittel wird lediglich in bestimmten ausgewählten Risikosituationen angestrebt (zu Hause, auf Partys, im Zug etc.).

Regression Jemand fällt in Muster der Wahrnehmung, der Gefühle und der Beziehungsgestaltung einer früheren Entwicklungsphase zurück. Je nach Therapieansatz kann eine kontrollierte Regression erwünscht sein, um z. B. früher liegende Konflikte bewusst zu machen und so Zugriff auf diese zu bekommen. Von einer malignen Regression wird gesprochen, wenn eine Behandlung zu dauerhaft starken Versorgungswünschen, Idealisierungen, Abhängigkeiten oder der Abgabe von eigener Verantwortung führt, was eine therapeutische Veränderung unmöglich macht.

Rückfall Je nach Definition wird ein einmaliges Konsumereignis (auch mit antialkoholischen Getränken wie alkoholfreiem Bier) oder der dauerhafte Rückfall in alte dysfunktionale Konsum- und Verhaltensmuster als Rückfall bezeichnet. Aufgrund der stark negativen Konnotation bemühen sich einige Behandler um eine weniger stigmatisierende und negative Sprache. Bei einmaligen Konsumereignissen wird daher oft von Konsumereignis, Vorfall oder Ausrutscher gesprochen.

Rückfallschock Bezeichnet Selbstvorwürfe und Gefühle von Scham, Schuld und Versagen beim Konsum des Suchtmittels nach längerer Abstinenzzeit. Der Rückfallschock führt aufgrund der mobilisierten schwierigen Gefühle zu einem weiteren Konsum, um die Gefühle wiederum regulieren zu können. Häufig hindert dieser Prozess Betroffene daran, den Konsum frühzeitig stoppen zu können, um ohne hohe Kosten zur Abstinenz zurückzufinden. Aus diesem Grund sollte dieses Phänomen in den Therapien frühzeitig angesprochen werden.

Selbst- und Objektrepräsentanzen Die verinnerlichten Repräsentanzen vergangener Beziehungserfahrungen, insbesondere unserer primären Bezugspersonen. Sie wirken sich darauf aus, wie wir uns selbst sehen und wie gut wir unsere eigenen Affekte regulieren können.

Suchtgedächtnis Das Suchtgedächtnis beinhaltet alle Konsumvorgänge und Assoziationen mit dem Konsum. Bei Konsum des Suchtmittels reagiert es äußerst sensibel mit Aktivierung des Belohnungssystems und Ausschüttung des Neurotransmitters Dopamin. Das Suchtgedächtnis kann nicht gelöscht werden. Betroffene müssen »Trigger« kennen und Strategien erlernen, wie sie eine Aktivierung des Suchtgedächtnisses in Form von Craving überbrücken können, bis das Verlangen wieder abflacht.

Suchtverlagerung Bezeichnet den häufig beobachteten Ersatz eines Suchtmittels durch ein anderes. Dies erfolgt insbesondere, wenn zwar eine Abstinenz erreicht wurde, die Funktion der Sucht jedoch zu wenig verstanden und die Arbeit an der Persönlichkeit ausgeklammert wurde.

Symbolisierungsfähigkeit Bezeichnet die Fähigkeit, innere Vorgänge, Gefühle und Empfindungen wahrnehmen und in Form von Sprache oder anderen Medien (Musik, Bilder etc.) ausdrücken zu können.

Über-Ich Der Teil von uns, der Wertvorstellungen, Normen und Regeln verinnerlicht hat. Steht häufig in Konflikt mit dem Lustprinzip, also den Handlungen, die uns unmittelbare Befriedigung geben würden. Von einem »archaischen« Über-Ich wird gesprochen, wenn es unnachgiebig, pedantisch und streng ist.

Übertragung Freud soll Übertragungsphänomene anfänglich als die Verschiebung von Gefühlen in Zeit und Raum beschrieben haben. Patienten übertragen Gefühle, Erwartungen, Wünsche und Befürchtungen aus vergangenen Beziehungen auf uns Therapeuten.

Widerstand Wenn Abwehr in der therapeutischen Situation mobilisiert wird und so therapeutische Fortschritte erschwert.

Sachverzeichnis